JN228852

もしも
一年後、
この世に
いない
としたら。

国立がん研究センター中央病院

精神腫瘍科長　清水研

文響社

僕が死を考えるのは、死ぬためじゃない。
生きるためなんだ。

アンドレ・マルロー
（フランスの作家）

はじめに――大切なことを先延ばしにしていませんか

「自分の人生がいつ終わりを迎えるのかは誰にもわからない。
だからこそ、今生きている瞬間をかけがえのないものとして大切にしてほしい」

これは、27歳でがんによりこの世を去ったオーストラリア人女性の最期のメッセージで、『ＡＢＣ』『The Independent』『Mirror』など各メディアが伝え、瞬く間にFacebookで世界中に拡散されました（※）。なぜこのメッセージは多くの人の心に届いたのでしょうか。

現在、医療の進歩により人は長生きするようになり、「人生１００年時代」や「アンチエイジング」という言葉がよく聞かれるようになりました。

人が長生きするようになったこと自体はもちろん喜ばしいことなのですが、一方で弊害もあるような気がします。

誤解を恐れずに言えば、それは、人々が日々を粗末にしてしまうということです。

多くの人にとって、「死」はいつか自分に訪れるということは頭ではわかっていても、実感はしていないのかもしれません。

自分の「死」はまだまだ考える必要がないことで、今日と同じような明日や明後日が当然のようにやってくる。そして、自分の人生は10年、20年、30年とまだまだ続いていくと思いながら、日々過ごしています。

そうすると、自分にとって「絶対にやりたいこと」があったとしても、「明日やればいいや」「そのうちやろう」「この仕事が一段落したらやろう」「定年後の楽しみにとっておこう」と、先延ばしにしてしまいます。

毎日の生活に充実感がなくて、「変わりたい」と思っていたとしても、変化することへの不安が勝ってしまい、充実感のない場所に甘んじてしまうかもしれません。

「後回しにせずに、今行動しようよ！」という内なる声を信じられず、「いや、そんな無謀なことをしたら人生を棒に振ってしまうかもしれない」という声が勝ります。

そして結局は、周囲からの期待や責任にからめとられ、虚しさを感じながらも、今と同じ日々を続けてしまうことも多いでしょう。

何よりも私自身がそうで、「このままでよいのだろうか？」という漠然とした疑問を感じながらも、充実感のない日々を過ごしていました。そういう人は、冒頭のメッセージにハッとさせられます。

このメッセージがこれだけ世界中の多くの人に響くということは、「今、生きている時間を大切にしていない人」がいかに多いか、ということを示しているように思えてなりません。

私自身は精神腫瘍《しゅよう》学（がんとこころに関する学問）を専門とする精神科医であり、2003年から精神腫瘍医（がん専門の精神科医および心療内科医）として国立がん研究センター中央病院に勤務しております。

それ以降一貫して、がんに罹患された方とそのご家族の診療を担当しております。毎年お会いしている方の数は200人を下りませんので、いままで3500人以上の方々の話を伺ってきたことになります。

私自身は相談に来られた方のお役に立とうと、全力を尽くしてお話を伺うわけですが、この仕事を通じて、教えていただくことが山ほどありました。突然がん告知を受け、人生の期限を意識させられる体験はとても苦しいものだと思いますが、その喪失と向き合いながら、自分に残された時間をどう生きるべきかと真剣に悩まれる方々の語りは、ひとつひとつが力強いもので、毎日をなんとなく生きていた私にとって、心から畏敬の念を抱く体験でした。

そしてその結果、なんと私自身の人生も変わりました。

私の場合は大きな転職をしたとか、人生の賭けに出たというような、見た目の華々しい変化はなかったのですが、「あまり自分にとって大切ではないこと」と、「後回しにせずに取り組んだほうがよい大切なこと」をきちんと区別できるようになりました。

その結果、確信をもって日々が生きられるようになり、今は納得がいく人生に近づいたと感じております。

私が学んだことは、きっと多くの人の役に立つと信じておりますので、この本を通じてお伝えできればと思っています。

※ http://japan.techinsight.jp/2018/01/ellis06230109.html

もしも一年後、この世にいないとしたら。　目次

第1章

苦しみを癒すのに必要なのは、悲しむこと

第2章

誰もが持っているレジリエンスの力

第3章

人は死の直前になって、心のままに生きていないことに気づく

第４章

今日を大切にするために、自分の「ｗａｎｔ」に向き合う

第5章

死を見つめることは、どう生きるかを見つめること

※本書の事例紹介部分については、プライバシー保護のため、一部表現に配慮しました。なお、登場する方々のお名前は第2章の加茂あかりさん、第5章の岸田徹さん以外はすべて仮名です。

序章

がんは体だけでなく心も苦しめる

がんと無関係でいられる人は少ない

最初に、がんという病気についてご説明しておきましょう。みなさんは、人ががんになる可能性がどのくらいかご存じですか。

最新の統計（「がんの統計'17　公益財団法人がん研究振興財団」）では、生涯においてがんになる確率は、男性では62％、女性では47％と報告されており、「2人に1人はがんに罹《かか》る時代になった」と言われています。2人に1人ということは、もし自分ががんにならなかったとしても、自分の家族ががんを体験するかもしれませんし、大切な友人ががんになるかもしれません。そう考えると、すべての人にとって他人事ではない病気と言えるでしょう。

また、がんは年配の方だけの病気かというとそうとも限らず、がん患者の3人に1人は生産年齢と言われる15～64歳です。

以前はがんというと難治であるイメージが強かったかもしれませんが、近年では治療が進歩し、状況はかなり改善しています。最新の統計では、根治の目安とされ

主な死因別にみた死亡率（人口10万対）の年次推移

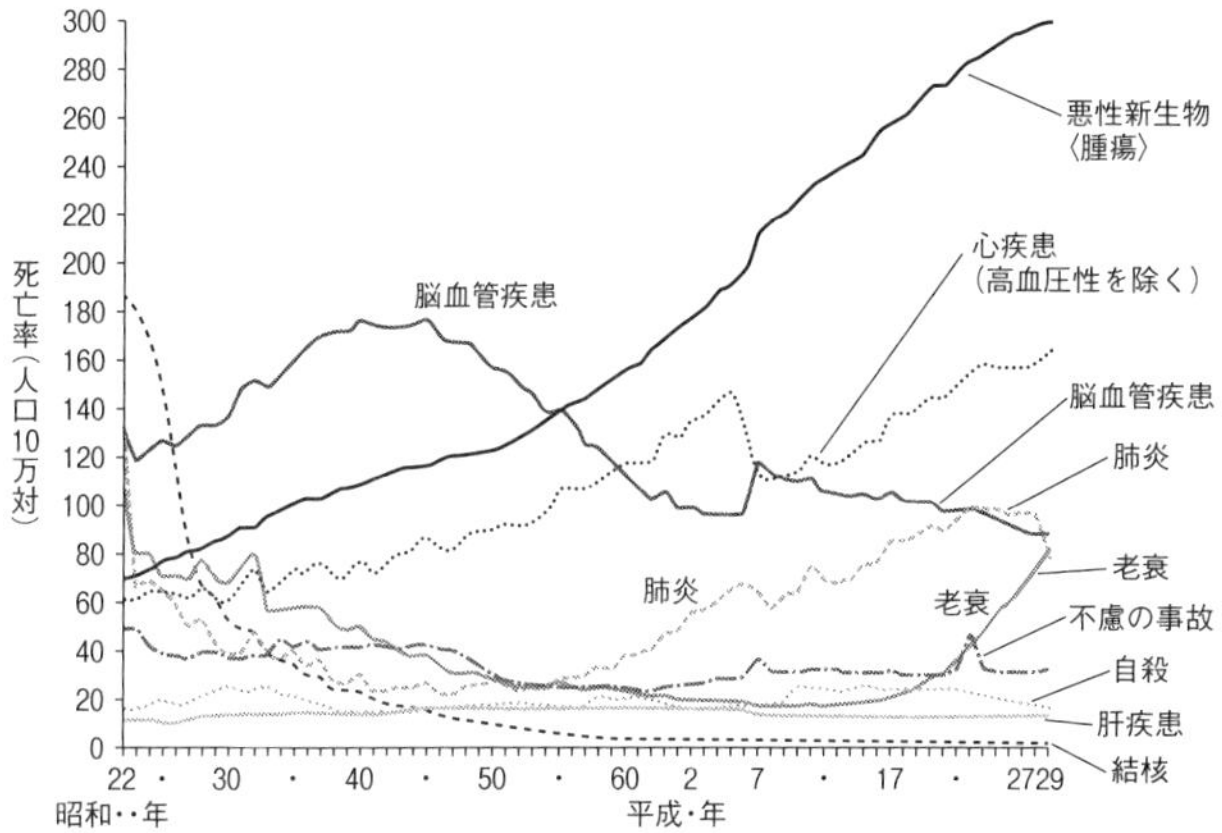

注：1）平成6年までの「心疾患（高血圧症を除く）」は、「心疾患」である。
2）平成6・7年の「心疾患（高血圧性を除く）」の低下は、死亡診断書（死体検案書）（平成7年1月施行）において「死亡の原因欄には、疾患の終末期の状態としての心不全、呼吸不全等は書かないでください」という注意書きの施行前からの周知の影響によるものと考えられる。
3）平成7年の「脳血管疾患」の上昇の主な要因は、ICD-10（2003年版）（平成7年1月適用）による原死因選択ルールの明確化によるものと考えられる。
4）平成29年の「肺炎」の低下の主な要因は、ICD-10（2013年版）（平成29年1月運用）による原死因選択ルールの明確化によるものと考えられる。

るがん罹患《りかん》後5年生存を達成される方の割合はがん患者全体の62・1%と報告されています。ですので、特に早期の場合、かなりの確率でがんは根治が見込める時代になりました。

しかし、根治が見込めるといっても、罹患したがんが確実に治るという絶対的な保証はないので、治療が終わった後も「再発しないだろうか」という不安を抱えることになります。そして、がんに罹患する方の絶対数が増えているので、がんが治らなかった方、がんで亡くなられる方の絶対数も増えています。前ページのグラフは厚生労働省が公表しているものですが、死因別にみた死亡率の年次推移をみると、昭和56年以降、がんは日本人の死因第1位で、その数は右肩上がりです(※1)。

それではがんにならないために、あるいは、がんで死なないために私たちに何ができるのでしょうか。例えば、がんの原因の中で最も大きい要因は喫煙ですので、タバコを吸わないことでがんになるリスクを下げることができます。また、お酒はほどほど、塩分は控えめにしたほうが良いと言われています。そのほか、肝臓がんの原因となる肝炎ウイルスの治療、胃がんの原因となるピロリ菌の駆除、わが国では議論はありますがＨＰＶウイルス（※２）のワクチンなども、がんの予防法として知られています。また、がん検診により、がんを早期に発見するチャンスが上がりますので、面倒がらずに検診を受けることが大切です。

その一方で、生活習慣に気をつけて、がん検診を受けていても、進行がんが発見されてしまうこともあります。がんを恐れて健康に気を遣ってこられた方ほど、「あれだけ頑張ってきたのに。自分の何が悪かったのだろうか」とやりきれない気持ちになります。

私自身は、がんを恐れるあまり、神経質になりすぎて生活が窮屈になってもつまらないと思いますので、無理のない範囲で健康に気を配るようにしております。

がん告知後1年以内の自殺率は一般人口の24倍

がんという病気は否が応でも人に「死」を意識させ、その方が罹患されたがんの特徴にもよりますが、様々なストレスをもたらします（P.22表）。がんによる痛みや

がんに伴う 様々なストレス	具体例
1.人生そのものに 対する脅威	死
2.身体的なつらさ	痛み、だるさ、吐き気
3.機能障害	人工肛門（直腸がん）、失声（喉頭がん）、不妊（婦人科がん等）
4.ボディイメージ	乳房切除、やせる、脱毛
5.社会的問題	失職、学業の中断、人間関係の変化

だるさ、手術や化学療法などの治療による身体的な苦痛もありますし、乳がんで乳房を切除するなど、ボディイメージが変化することに耐え難い苦痛を感じる方もいらっしゃいます。がんの部位によっては大切な機能を失う経験をしますし、社会的な役割が変化してしまうこともあります。

また、同じ問題であっても、その人のもともとの価値観や性格によって、苦しみの大きさや性質が違います。

以前お会いした和食の料理人の方は、化学療法による味覚障害を経験したとき、まさに自分自身のアイデンティティを失う体験をされたとおっしゃっていました。また、筋力が自慢である人にとって、がんによって痩《や》せることは容易に受け入れられないことでしょう。

その人の性格にもよります。「なるようにしかならない」と思える方は良いですが、慎重な性格の方は「これからどうなるのだろうか」という先々の心配で頭がいっぱいになってしまうこともあります。

ですので、一口にがん体験と言ってもほんとうに様々で、100人の方がいらっしゃれば100通りのとらえ方、苦しみがあります。

そして、このような苦しみに向き合うことで、一部の方が精神的に追い詰められてしまうことは想像に難くないと思います。

過去の研究では、がん告知後にうつ状態になられる方の割合は5人に1人という報告がありますし、がん告知後1年以内の自殺率は、一般人口の24倍というデータもあります。

「家族は第二の患者」と言われる

大切な人ががんになることで、家族の人生も様変わりします。「かけがえのない人がこの世からいなくなってしまうかもしれない」ということは、受け入れ難いことでしょう。また、その人を支えるために家族が負わなければならない物理的、心理的な負担も並大抵のものではありません。

ですので、家族は第二の患者と言われ、精神的な苦痛の程度は、患者本人に勝るとも劣らないと言われています。

自分にとって大切な人ががんになることは、自分自身がなる以上につらいことなのかもしれません。ある小児がんの子供を持つ母親は、「なんであの子なんだ！できれば私が変わってあげたい」とおっしゃっていました。

そして、「一番大変なのは本人なのだから、私は弱音を吐くわけにはいかない」という具合に、家族はつらい気持ちを抱えていてもそれを押し込め、自分のケアを後回しにしてしまいがちです。疲れていても、緊張の糸がなかなか切れず、夜もあまり眠れないまま過ごし、休息が取れない。そんな悪循環が続くと、どこかで精神的に破綻してしまうかもしれません。

そのようなご家族には、「がん治療は時に長丁場になるので、ご本人をきちんと支え続けるためにもペース配分に気をつけ、ご自身のケアをきちんとしてくださ い」と申し上げるようにしています。

「がん根治と延命」だけが医療の目的じゃない

過去、がん医療の目的は、「がんを根治させること。それができないとしたら一日でも長く生きること」にのみ焦点が当てられていました。

しかしだんだんそれだけでは不充分であることが理解されるようになり、がんに伴う様々な苦しみを緩和し、生活の質を保つことも、もうひとつの大きな目標となりました。

例えば、がんの苦しみの代表である痛みは、様々な緩和の方法が開発され、対策が進んでいます。

苦しみは肉体的なものだけでなく、精神的な苦しみにも気をつける必要がありま す。また、前述の通り家族も大きなこころの苦しみを抱えています。なので、医療の中でがん患者やそのご家族のこころのケアを提供するための様々な試みもされるようになりました。

まだまだ需要に応えられていないというご指摘はありますが、私のような精神腫瘍医（がん専門の精神科医、心療内科医）も増えてきました。精神腫瘍医は「がん」という病気が人にどのようなことをもたらすのかをきちんと理解しており、その経験をもとにがん患者およびそのご家族にきめ細かなケアを行います。

※1 https://www.mhlw.go.jp/toukei/saikin/hw/jinkou/geppo/nengai16/index.html
※2 ヒトパピローマウイルス（Humanpapillomavirus）の略で子宮頸がんの原因とされる。

第1章

苦しみを癒すのに必要なのは、悲しむこと

「悲しみ」という感情が苦しみを癒す

「自分の悩みを誰かが理解してくれた」と思えたときに、苦しみが少し癒えます。
対話によってもやもやした悩みを理解していきます。

私は精神腫瘍医としてがんの専門病院に勤めておりますので、私がお会いする方はすべてがん患者あるいはそのご家族です。

がんを体験した方が100人いらっしゃれば100通りの悩みがありますので、初めてお会いするときに私が第一に心がけるのが、その方がどのような悩みを抱えておられるのか、十分に理解しようとすることです。

そのためには、ある程度時間をかけていろいろなことを聴かなければなりません。たとえば、その方がどんな人生を歩んできて何を大切にしてきたか、がん体験がその方の人生にどのような影響を与えたか、そして今何に最も困っているのか、ということを詳しく尋ねることが大切です。

面談の最初は、このようなことを知るために質問を繰り返します。そのうえで、私なりにその方の悩みが理解できたと思ったときにはじめて、「○○さんの中では、がんになることでこういう問題が起きたと感じられ、とても困っておられるのですね?」と私の理解を伝えます。

私が伝えた言葉に対して、相手の方がこころの底から「そうなんです!」と言ってくだされば、最初の大切なステップがうまくいったことになります。

なぜなら人は、「自分の悩みを誰かが理解してくれた」と思えたときに、苦しみが少し癒えるからです。

また、私との対話の中で、だんだんもやもやとしたものが言葉になっていき、今まで自分でも気が付いていなかった部分も含めて、自分の悩みが整理されて理解できるという効果もあります。

さらに、その場で強い悲しみを表現される方もいますが、悲しみという感情は苦しみを癒してくれるので、次に進むために大切な役割を果たします。

以前の私は、「医師なのだから、自分がその人の苦しみを取り除かなければならない」と思い込んでおり、それがうまくいかずに悩んでいました。当時の私は、役にも立たないアドバイスをたくさんしようとし、ご本人があまり望んでもいない場合でも精神の薬を処方しようとするなど、余計なおせっかいばかりしていました。

しかしある時、そのやり方は役に立たないどころか、むしろ害になってしまうことすらあるということに気づきました。

自分が臨床経験を積み重ねる中で、人は悩みと向き合う力（レジリエンス）を持っていることを実感したからです。私ができることはその力を育むことであり、そのためには話をじっくり聴いて、その人の悩みをきちんと理解する作業を積み重ねることが最も大切だということを実感しました。

人が悩みと向き合う力（レジリエンス）を育むために、私は何をしたらもっとも効果的なのか。

それは先ほど述べたとおり、その人が自分の悩みをより深く理解するために対話をすることと、大切なものを失ったことに対してきちんと悲しむための場を提供することです。このプロセスを体系的に行うために２０１６年から開設しているのがレジリエンス外来で、1回50分のカウンセリングを４―８回かけて行います。

レジリエンス外来では、最初にその人が自分をあらためて理解していくためのセッションがあります。

どんな生い立ちだったか、思春期にはどんなことを考えたか、成人してからどんな人生を歩んできたか、自分が何を目指していたのか、何が嫌いだったのか、ということを時系列に沿って振り返っていきます。そうすると、「ああ、確かにこういう歴史を経て今の自分があるんだ」という理解が生まれます。

次のセッションでは、がん告知後にこころがどう移り変わっていったかを詳しく語ってもらいます。がん体験がその人に何をもたらしたのか、自分はがんになったことで何を失ったと感じているのか、がんになったことでどういう風に人生の計画の変更を余儀なくされたか、について言葉にしていきます。

この作業をいっしょに繰り返すことで、その人が今抱えている苦しみが様々な視点から理解されていきます。

そうすると、「それならばしょうがない、こうしていくしかないじゃないか」という結論にたどり着き、その時点でレジリエンス外来を終えられる方もいらっしゃいます。

結論にたどり着かない場合は、残りのセッションで「自分にとって受け入れがたいこの問題をどう考えていったらよいのか」という問いについて、いっしょに取り

組み続けていきます。あきらめざるを得ないことに直面して苦しむこともあります
が、今まで自分がこだわっていたことが、とるに足らないと思えることもあります。
そして、失ったことだけでなく、今まで気づかなかった視点が芽生えることが加わ
り、それぞれの答えを出していかれます。

苦しい立場でも「誰かのために頑張りたい」という人がいる

死を意識し厳しい治療を受ける患者さんから、逆に私が人生について教えて頂いているようでした。

20歳で白血病になった大学生の石田春香さんも、レジリエンス外来を受けられたひとりでした。

共働きだったご両親に対して、ほんとうはもっと愛してほしかったのにそうしてくれなかったという感覚を持っていたそうです。

悪性リンパ腫がわかったときも、最初は不安や悲しみより、「もっと娘を大事にすれば良かった」と後悔すればいいと、ご両親への怒りを口にされていました。

ですが化学療法が始まると、さまざまな症状に悩まされます。高熱が出て、口の中が口内炎だらけで食べること自体もままならなくなりました。大切にしてきた髪も抜け、苦しみはますます深くなります。

どうして私だけがこんなつらい目にあわないといけないの？

みんなはこんなにいきいきと楽しそうにしてるじゃない――。

友人のSNSを見ているうちに怒りがわいてきて、スマホを床に投げつけてしまったこともあったと話してくれました。

そんなとき、同じ病棟の高齢の男性と話すようになって、彼女は徐々に変わり始めます。

その方は腎臓から肺にがんが転移し、春香さんよりもずっと大変な状況であるように見えました。

それにもかかわらず、いつも明るい笑顔で春香さんに、「どう？　大変だね、よく頑張ってるね」と声をかけてくれていました。

あるとき「どうしてそんなに頑張れるの？」と尋ねると、男性は「だって、家族のために頑張りたいじゃないか。それにまだまだ誰かの役に立ちたいしね」と優しい目をして話してくれたそうです。

そのとき春香さんははっとしました。

「誰かのために頑張りたい」

その一言が、彼女にとっては衝撃的でした。

どこかふてくされたような感覚があった自分は、誰かのために何かをしようと思ったことがあっただろうか——。

そう思いながら周りを眺めてみると、自分と同じように大変な状況の人が病棟にはたくさんいて、医師や看護師が、懸命に治療にあたってくれていることに気付きました。

さらに、夜中に自分の背中をさすってくれている看護師さんの手のぬくもりに、心からありがたいという気持ちが湧き上がってきて、「自分がもし元気になったら、困っている人の役に立つような生き方をしたい」と思うようになったのだそうです。

また、自分が病気になったことにうろたえている両親を見て、これまで抱えていたわだかまりのようなものがスッと消え、感謝の言葉が自然と出るようになったと話してくれました。

今、春香さんは治療を終えて回復し、元気に大学へ通っています。

先日、顔を見せに外来に来てくれたときは、入院直後とは別人のように目を輝かせてこう話してくれました。

「普通の生活ができることって、当たり前のことじゃないんですよね。そう思うと感謝の気持ちが溢れてきます。

以前は適当に就職して、誰かと結婚してぬくぬくと生活していかれたらOKなんて思っていたけれど、そんなんじゃ、せっかくの人生がもったいないですよね。今はね、夢があるんです」

私はいろいろな人の悩みに耳を傾けることで、春香さんのように厳しい状況に向き合っている方々の体験を深く知ることになります。

死を意識し、厳しい治療を体験する中でその人が深く考えたこと、感じたことは、ひとつひとつに説得力があります。なんとなく毎日を過ごしていた私にとって、目が覚めるような語りにたくさん出会いました。

もちろん私は誠実にその方と向き合っているつもりですが、ひとつひとつの出会いが結果的には、私が人生に関する貴重なレッスンを受ける機会にもなっていました。

このレッスンは、私の人生を変えるぐらいのインパクトがあったわけです。この本では私が学んだ様々なことを、詳しくお伝えしていきます。

柳のようにしなやかに立ち上がる力を人は持っている

病気と向き合っていく中で、苦しみの中に、新しい世界観を見つける方が多くいらっしゃいます。

私たちは健康であるとき、自分が病気になることを想像もせずに暮らしています。そして、「もし、がんになったら」と考えると、「そのとき自分は冷静でいられるだろうか」「死ぬのが怖くてどうしようもなくなるのではないか」と不安に思ったりします。

私自身、多くのがん患者さんに出会ってきました。中には非常に厳しい病状の方々もいらっしゃり、経験が浅かったころは「自分だったらその状況は絶対に耐えられないだろうし、もしかしたらその人の精神は崩壊してしまうのではないか」と悲観的な想像をしていました。以前は、そのような方々にどのように声をかけたらよいのかわからず、戸惑ってばかりでした。

ですが、患者さんを見ていると、私の悲観的な想像はしばしば裏切られます。苦しみが簡単なものだと言うつもりは決してありませんが、少なくとも「その人の精神が崩壊した」と私が思ったことはありませんでした。

確かに、がん告知直後は思考停止になったり、病気になったことから目を背ける方向に心が動くことが多いです。この段階がどのぐらい続くのかは人それぞれですが、「がんになったという事実は変えられないんだ」というあきらめや絶望のような感覚が生まれたとき、その気持ちの裏側では現実と向き合っていくプロセスが始まります。

大きな恐れや悲しみから、子供のように泣きじゃくる方もいらっしゃいますが、そのような姿の奥にこそ、大きな喪失と必死に向き合おうとしている力強さを私は感じます。この、様々な喪失を認め、新たな現実と向きあう力を「レジリエンス」と言います。

「レジリエンス」はもともと物理学などの用語で、日本語に訳すと「可塑性《かそ》」という意味になり、「元に戻る」ことを表しています。

それが心理学の世界でも使われるようになり、「柳」のようなイメージのこころの在り方を指すようになりました。

柳は風に吹かれるとたわんで形を変えますが、風がやむと元にもどります。それとは逆に、太い樹は一見強いようですが、強い風が吹くとボキッと折れてしまうこ

強風が吹いたとき、太い樹が折れても柳はたわんで元に戻る

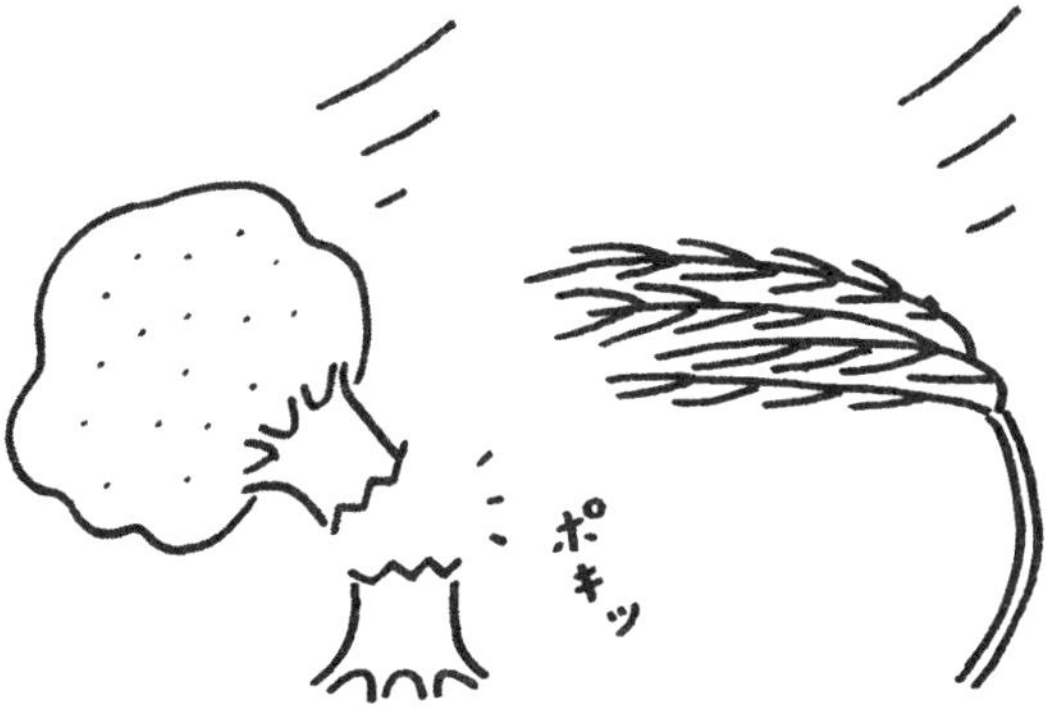

とがあります。ここに大きなヒントがあるように思います。

病気と向き合う過程では様々な葛藤《かっとう》があり、一筋縄でいくものではないですが、一方で、多くの人は衝撃的な出来事に打ちのめされても、時間とともに柳のように立ち上がってくる力を持っているのです。

さらに、私が多くの患者さんの病気と向き合う過程を知るにつれて驚いたことは、苦難を経験することで、病気になる前とは異なる、新たな世界観を見つけていかれることです。

心理学の領域では、このことを心的外傷後成長（Posttraumatic Growth：PTG）

と言います。

ただ、患者さんご本人は「成長した」という感覚はあまりないようですし、「成長しよう」と思われる方もまずいらっしゃいません。

私が「だいぶ考え方が変わられましたね？」などと申し上げても、「日々悩みながら病気と向き合っているだけです」とおっしゃる方がほとんどです。

心的外傷後成長は、その人があるがままに病気と向き合うプロセスの中で、自然に生じるものなのです。

ですので、病気になって今まさに悩んでおられる方々には、「悲しみを経て成長しなければならない」とは決して思わないようにしていただきたいと思います。無理に前向きになろうとすることは、傷ついている自分をさらに鞭打つようなもので、決してご本人のためにならないと思います。

「苦難との正しい向き合い方」というものはないし、１００人の患者さんがいれば１００通りの病気との向き合い方があります。

つらい出来事に出会ったとき、悲しみに暮れる気持ち、怒りに震える気持ちも押し込める必要はありません。むしろこれらの負の感情にも重要な意味がありますので、こころに蓋《ふた》をしないことが大切です。

そして、それぞれの方が苦しみながらも自らのこころのおもむくままに過ごした先に、きっと目の前の患者さんはどこかにたどり着くのではないか。私が実感する患者さんの「レジリエンス」はそのようなものです。

初めてその患者さんに出会ったときは、その方の病気と向き合うプロセスがどのようなものになるのか、こころがどこにたどり着くのか、ということはまったく見当が付きませんが、「きっと大丈夫」と思いながらお話を伺っております。

苦しみに向き合う際の道しるべがある

「健康な日々」の喪失という事実と向き合うこと、「変わってしまった現実」をどのように過ごすか、二つの課題と向き合うことになります。

先ほど100人の患者さんがいれば100通りの向き合い方があると申し上げましたが、いくつかの道しるべはあります。

そのことについて説明していきましょう。

突然のがん告知を受けると、それまでは当たり前であったこと、つまり「健康で平和な毎日が続く」と思っていた世界が突然変貌し、その人の目の前には様変わりした世界、つまり、様々な喪失や、死の予感を伴う現実が姿を現します。世界が様変わりしたことに対して、心理的な観点から2つの課題に取り組むことになります。

1つ目の課題は、「健康で平和な毎日が失われた」という喪失と向き合うことです。最初はその事実を認めたくないという気持ちが働くでしょうし、圧倒的な現実の前に茫然自失になるのも無理がないことです。悔しさが溢れ、果てしない悲しみが湧いてくることもあるでしょう。この喪失と向き合うという課題に取り組む際には、負の感情がとっても大切な役割を果たしますので、しっかり悲しんで、しっかり落ち込むことが必要です。

悲しくて苦しい気持ちが溢れそうになっているのに、「こんなことはたいしたことではない」と自分に言い聞かせ、表面的には平静を装う方もいます。泣いてはいけない、弱みを見せてはいけないと思って生きてきた人は、負の感情を露《あら》わにすることに抵抗もあるでしょうし、今までのやり方を急に変えることも恐いのかもしれません。

しかし、つらい気持ちを押し込めても、それはなくなるわけではなく、こころの奥底でくすぶり続けてしまいます。ですので、感情に蓋をしている方には、「我慢しているのもしんどくありませんか。自分のこころのメッセージを信じ、泣き叫びたがっているこころを自由にしても大丈夫ですよ」と、徐々にお伝えするようにしています。

２つ目の課題とは、「様変わりした現実をどう過ごしたら、そこに意味を見出せるのか」を考えることです。嵐のような悲しみや怒りは簡単にはやまないし、完全になくなることはないでしょうが、「残念ながらこの事実は変えられないんだ」というあきらめや絶望に近い感覚がうまれたとき、２つ目の課題への取り組みが始まります。

1つ目の課題と2つ目の課題は同時に進行しますが、徐々に悲しみや怒りが弱まっていき、新しい人生を考えるという方向にシフトしていかれます。切り替わるのではなく、少しずつ、グラデーションのように移っていく感じです。

第2章

誰もが持っているレジリエンスの力

「喪失」を受け入れるには時間とプロセスが必要

「怒り」や「悲しみ」という感情を経て、失ったものに少しずつ向き合えるようになります。

がん告知を受けたときの衝撃の大きさは、ご自身がそのことをどれくらい想定されているかによって異なります。たとえば、「そろそろお迎えが来そうだな」と思っている方ががんになった場合は、それほど動揺しないでしょう。一方で、自分ががんになることなど考えたこともなかった若い方の場合、大きなショックを受けます。

27歳で進行性のスキルス胃がんになられた岡田拓也さんは、「あなたの病気はがんで、根治することは難しい」と伝えられた時、これが現実に起きていることだとは信じられなかったそうです。目の前の先生の説明が自分のことを言っていると思えず、ドラマでも見ているのではないかという感覚を持ちました。またその後の記憶が飛んでしまい、家にどうやってたどり着いたか覚えていなかったそうです。

人間は想定をはるかに超える衝撃的な出来事に出会うと、心の機能がバラバラになってしまい、目の前で起こっていることを認識はできても、それが現実とは思えなかったり、記憶に定着しなかったりということがあります。

これを専門的には「解離状態」といい、がん告知に限らず、心のショックが大きかった場合にはよく経験される状態です。解離状態は、一気に激しい衝撃を受けることからこころを守るために、必要な機能なのかもしれません。

岡田さんは、家に帰ったあとも放心状態で、その日はほとんど眠れなかったそうです。しかし、朝方少しだけ眠ったのちに目覚めたときに、「ああ、やはり昨日の出来事は現実なんだ！」という実感とともに、激しい絶望感が一気に襲ってきました。岡田さんのように、解離状態を抜けて事実を認識すると、次に、怒りや悲しみといった感情が出てきます。怒りという感情は「不公平だ」とか「理不尽だ」と感じる出来事があると生じるもので、自分を守るために必要なものです。

岡田さんは「27歳の自分は健康な生活を送って当然だ」と思っていたのに、たいして悪いこともしていない自分が進行性のスキルス胃がんになってしまったことに納得がいかず、「なんで私がこんな目に合わなければならないんだ」という考えが頭から離れなかったそうです。岡田さんは激しい怒りを抑えきれず、叫んだり、ものにあたったり、両親に八つ当たりをすることもありました。しかしいくらあがいても、現実はゆるぎなく目の前に立ちふさがり続けるので、怒るのにも疲れてきました。

やがて怒りの感情が徐々におさまってくると、今度は悲しみで気持ちがいっぱいになりました。悲しみは「自分にとって大切なものを失った」時に生じる感情で、心を癒す働きがあります。岡田さんは、それまで描いていた希望に満ちた未来を諦めなければならないことを考えると、涙がとまらなかったそうです。

岡田さんのように、大切なものを失った場合、喪失を受け入れるには時間と様々なプロセスが必要なのです。茫然自失となり起こったことがにわかには理解できない時期、取り乱して泣き叫んだり理不尽な現実に怒りがこみ上げる時期、失ったものに目を向けて涙が止まらない時期、人生とはそもそも平等ではないんだという現実を理解してしみじみ泣く時期など、様々な様相を呈しながら少しずつ向き合うようになると言われています（※）。

これを心理学の領域では「喪の仕事（mourning work）」と言いますが、こうした骨の折れるプロセスを経て、人はがんになる前に描いていた人生と徐々に別れを告げ、新たな現実に向けて歩みをはじめると考えられています。

※ 参考文献：『Cancer Board Square』２０１９年４月号（医学書院）P.１７２―１７６「人はなぜ悲しむのか？」清水 研、白波瀬丈一郎

「10年後」がないとしたら、なんのために今を生きるか

ストイックに目標をもって生きる人ほど、「描いていた将来」がないかもしれないとわかったときに迷います。

1つ目の「喪失と向き合う」という課題が完全に終わることはありませんが、時間が経つ中で激しい負の感情が少しずつ様相を変え、「どうあがいても自分ががんになったという現実は変えられないんだ」という考えが出てきたとき、2つ目の課題への取り組みがはじまります。

岡田さんの場合、病気になられるまでの生き方はとてもストイックでした。岡田さんは金融機関に勤めていて、責任感が強く、与えられた役割を果たすために努力をいとわなかったそうです。周囲からはその能力を認められていましたし、近い将来は海外にも赴任したいと考えており、プライベートな時間は外国語の勉強に充《あ》てたり、体力づくりにジムに通うような生活をしていました。友人も多くいましたが、交流の目的はやすらぎではなく、自分を高めるために刺激をくれるような友人との時間を大切にしていたそうです。

つまり岡田さんにとって、「5年先、10年先、そしてさらに先にある未来の夢を実現すること」が人生の目的であり、そのためにあらゆる努力をいとわなかったわけです。

岡田さんは、進行性のスキルス胃がんに罹患したことによって、自分に間もなく「死」が訪れることを知りました。「描いていた未来の夢」は決してやってこないということを悟り、日々の努力の先に目標に据えていたものが見えなくなったのです。岡田さんは大混乱に陥り、生きる意味がわからなくなりました。

そして岡田さんの中で新たな問いが生まれました。

「10年先がないとしたら、人は何のために今を生きるのだろうか」

最初は書店で様々な本を手に取ってみたそうですが、ほとんどの本が人間が長生きすることを前提に書かれており、むしろ気がめいってしまったそうです。

そんなころ、岡田さんは私のもとにカウンセリングを受けるためにいらっしゃいました。苦しくて苦しくて、いっそ死んでしまおうと思っていたところ、担当医からがん患者のこころのケアをする医師がいることを教えてもらい、一度どんなものか話をしてみたいということでした。

岡田さんは最初カウンセリングに対して半信半疑で、「あなたに私の気持ちがわかるのか」という疑いの目で私を見ているような様子でした。その背景には、自分より長生きできるであろう私をうらやむ気持ちがあったのかもしれません。

最初は岡田さんと信頼関係を結べるか心もとなかったのですが、私はいままでの一通りのいきさつを伺い、次のような私なりの理解を伝えました。

「岡田さんは将来のために『今』を生きていたんですね。別の言葉でいうと、将来のために『今』を犠牲にしていた。だから『今』の生き方がわからない」

そうすると岡田さんは「その通りだと思う。自分はどうしたらよいか、いっしょに考えてほしい」とおっしゃいました。少し私に頼ってみようと思われたのかもしれません。

そして、岡田さんが「様変わりした現実をどう生きたらよいのか」という課題に取り組むためのコーチのような役割を、私は引き受けることになったわけです。

今日一日があることに感謝する

死を意識して初めて、
あたりまえだと思っていたことへの感謝が生まれます。

「様変わりした現実とどう向き合ったらよいか」という2つ目の課題に取り組んだ先にはどのような世界があるのか。

心理学領域における心的外傷後成長に関する研究から、その人の考えには5つの変化が生じうることが明らかになっています（※）。

それは、次の5つです。

①人生に対する感謝
②新たな視点（可能性）
③他者との関係の変化
④人間としての強さ
⑤精神性的変容

すべての人にこの5つの変化すべてが起きるわけではないのですが、それぞれの人の考えの変化の内容を注意深く見ていくと、この5つのうちのいくつかに当てはまることが多いです。

この5つの変化について知ったことは、私自身の考え、生き方にも大きな影響を与えました。今自分がしがみついていることの中で、そのうちとるに足らなく見えるであろうことと、大切にしておかないと後々絶対に後悔するであろうことを、きちんと見分ける力が備わったように思います。ですので、5つの変化について、詳しくお伝えしたいと思います。

まず、5つの変化の中で、多くの方に最初に生じる変化が「人生に対する感謝」です。

がんになると、死を意識します。すると、「いつまで自分が生きられるんだろうか」という不安や恐れが生じますが、その裏返しとして、「実は今日一日を生きていることがあたりまえのことではないんだ」という考えが出てきます。

人間は、希少であるものに価値をおく習性があります。貴金属のゴールドも、そこらへんに転がっていたら、だれも見向きもしなくなるでしょう。同じように、時間が永遠に続くと錯覚していると一日を粗末にしてしまいがちですが、時間が限られているとすると、一日一日がとても貴重に思えてくるわけです。

そして、「今日一日を生きられることに感謝したい」と思うようになる方もいます。岡田さんと2回目にお会いした時に、「病気になったことが悔しい。自分は病気になるまでは運がいい人間だと思っていたが、そうではない、最悪のくじを引いてしまったんだ」ということをおっしゃいました。

私は、「なるほど『最悪のくじ』、そういう例えもあるのか」と思って聴いていました。

私は自分の人生を恨んでいる岡田さんに対して、こんな言葉をかけてみました。「こんなことを言うと怒られるかもしれませんが」と前置きしたうえで、「あくまでも仮定の話ですが、くじを引かなかったほうがよかったですか」と尋ねました。

岡田さんは「は?」と私の言った意味がにわかに理解できなかったようでしたので、「つまり、病気になる人生だったら、生まれてこないほうがよかったですか、ということです」と補足しました。

岡田さんはしばらく考えていましたが、「いや、くじを引かなかったほうが良いとは思いませんね、うん、最悪のくじだとしても、引けたほうが良いかな」と答えられました。

しばらく考えたのち、「『普通だったら、もっと生きられるはずだった』と考えると悔しくてしょうがない。しかし、自分がこの世の中に生まれてきたということもいろいろな偶然が重なって起きたことだとも思う」とおっしゃいました。

岡田さんの絶望は大きかったですが、もともとの性格もあり、そこから物事をできるだけ前向きにとらえようともがいているようにも見えました。「正直悔しい、しかし、今生きられることに感謝して、精いっぱい生きたい」とおっしゃったのです。


今現在健康でいらっしゃる方にあえて伝えたいことがあります。みなさんも岡田さんのように突然がんの宣告をうけるかもしれませんし、あるいは事故や天災などに遭うことも絶対にないとは言えません。

そのことに対する恐れで頭がいっぱいになってしまってもよくないですが、「健康はいつ失われるかわからないもの」であるし、「いつかは必ず失われるもの」という意識をこころの片隅に持っていたいと私は思います。

なぜなら、「今日健康で一日を過ごせることはありがたいこと」という感謝の気持ちが芽生えるからです。

家族や友人と楽しい時間をすごすこと、きれいな風景を見ること、おいしいご飯を食べること、これらは意識しないとあたりまえのように通り過ぎていく時間かもしれませんが、こういう毎日がいつか失われるかもしれないと思うと、とってもいとおしく思えてくるわけです。この考えは古代ローマ人の「メメント・モリ（死を思え）」という教えともつながります。

※ 参考文献：『心的外傷後成長ハンドブック　耐え難い体験が人の心にもたらすもの』（Lawrence G. Calhoun/Richard G. Tedeschi 原著編集、宅 香菜子／清水 研 監訳、医学書院）

人生で大切なことは何か考えると、行動が変わる

お金の使い方や仕事のやり方、
今までとは違う生き方をするようになった人がいました。

今日一日をすごせることが当たり前ではないことに気づき、感謝の念が湧くと、人は貴重な時間をどのように過ごすのかを一生懸命考えるようになります。人生においてほんとうに大切なことは何か、その優先順位を考え、生きがいについて深く考えるようになるのです。

これが、5つの変化のうち2番目の「新たな視点」、または「新たな可能性」と呼ばれる変化です。

50代で喉頭がんになられた男性が語られたことですが、その方は「節約」を日々心がけ、ご本人いわく、貯金通帳を眺めている時間に喜びを感じるような暮らしを続けておられたそうです。でも、がんになったことで、使い道を考えずにただ貯金をすることになんの意味があるだろうか、と考えるようになりました。

お金の役割は、なにか。これまでは、家族のためにお金を殖《ふ》やす、残すことが大事だと思っていたけれど、大切な家族といい時間を過ごすためにあるのではないか、そう新たな視点をもつようになったそうです。

お金を使うことは悪ではなく、大切な人のために、自分のやりたいことのために使うことにこそ意味があるのではないか。こんな風に、病気を機にお金に対する価値観が変わられる方も多いように思います。

また、63歳で肝臓がんになられた男性は、新聞記者を経てコンサルティング会社を立ち上げて、会社を守るために忙しい毎日を送っておられました。やりたいことをやるために会社を立ち上げたはずなのに、気が付けばいつしか自由がなくなっていたそうです。

この方は、阪神・淡路大震災の時に神戸支局に在籍しておられ、震災で自宅が半壊し、一歩間違えば命を失うところだったそうです。自らも苦しみを抱えつつ、この状況を伝えなければという使命感から取材を続けられ、その中で大切な家族を亡くした人など、胸が張り裂けそうな様々な状況を目にしたそうです。

その時取材した人々の語りがずっと心の中にあり、その想いを伝える書籍を書きたいと思っていながら、忙しい毎日の中でそのことはどんどん先延ばしになっていたと話して下さいました。

しかし、肝臓がんになり自らの人生の期限を悟ったこの方は、部下に会社を譲り、事業から一切手を引いたそうです。そして、ご自身の体験を伝えるための活動を始められました。

この方のように、会社を退くような大きな決断は簡単にできるものではないし、衝動的に行ってしまうことは後悔につながることもあります。

しかし、「いつかはやりたい」と思っていることがあったとしても、人生には期限があることを意識しないで「そのうちやればいいや」と先延ばしにしていると、結局実現しないまま終わってしまうこともあります。あなたのこころが「絶対にやりたい」と言っているものがあるのならば、どのような形でやれば実現できるのか、いつ始めたらよいのか、機会をしっかりとうかがって準備されることをお勧めします。

大切な人との時間を何よりも優先する

自分が大変なときに支えてくれた家族や周りの人への感謝、今まで気づかなかった他人のあたたかさに気づきます。

人生の優先順位を考えたのち、多くの方がもっとも重要だと思うことは何だと思われますか。

それは、自分にとって大事な人との時間です。

大きな病気になると、いろんな困難が生じます。

今まで様々な問題を自分の力で乗り越えてきた人でも、「今度ばかりは立ち行かない」と感じることも少なくありません。

そんな時に、家族、友人、様々な方が手を差し伸べてくれるような体験をします。

そうすると、あらためて「自分はたくさんの人に支えられて今を生きているんだ」と思うようになります。

これが3番目の「他者との関係の変化」です。


27歳でスキルス胃がんになられた岡田さんは、若くして健康を失ったことに対する怒り、悲しみを経て、限られた人生をどのように生きれば自分の人生が有意義だと思えるようになるか、という課題に取り組まれるようになりました。

がんになった当初は、両親に対しても行き場のない怒りをぶつけることも少なくなかったようです。

岡田さんが入院中のことでした。

食欲がないときに言われたお母さんの「少しは食べたほうが良いのじゃない」という言葉にイライラが爆発し、「俺だって食べなきゃいけないことはわかってるんだよ。でも食べられないいんだ！　俺の何がわかるっていうんだ。もう帰ってくれ」と言ってしまいました。

お母さんが帰り支度をしているうちに、岡田さんの怒りはおさまってきて、八つ当たりをしたことの申し訳なさを感じたそうです。

「ごめんなさいね」と言い、少し涙ぐみながら病室を後にするお母さんの寂し気な背中を見て、岡田さんはむしろ切なくなり、「俺が悪かった。ほんとうにごめん」とお母さんに謝られました。

そのあと岡田さんは一時的に退院し、最後は緩和ケア病棟で亡くなられました。

退院した時、小さいころのアルバムを見たそうです。そこには懐かしい子供のころの思い出があり、写真の一枚一枚にご両親のまぎれのない愛情がつまっていました。

そして岡田さんは「若くして死ななければならないことは残念だけど、でも僕は幸せだった。今までありがとう」という感謝の言葉を両親に伝えられたそうです。


あたたかく見守ってくれるのは家族だけとは限りません。

大腸がんになられた45歳の男性、長谷川忠之さんのお話です。

長谷川さんはどちらかというと人付き合いが苦手で、会社の飲み会などにも参加せず、職場では寡黙な方だったそうです。

そんな長谷川さんが、大腸がんが原因で人工肛門をつけるようになって職場に復帰したとき、思いがけず声をかけてくれたのが、自分がずっと苦手だと思っていた部長さんでした。

実は、その部長さん自身も同じがん体験者で、人工肛門を長年使用してきたことや、こういうパッチがあって、入浴するときに貼ると重宝するんだ、などといろいろと話してくださったそうです。

長谷川さんは、気難しい人だと思っていた人からあたたかい気遣いをうけて、自分の中でなにかが変わったのだとおっしゃっていました。

今まで、長谷川さんにはどこか「他人は信頼できない」という感覚があり、初対面の人に対して警戒したり、引っ込み思案な自分がありました。

しかし、部長さんや、患者会などで様々な人と触れ合い、親切な気配りをしてもらう体験を経て、「確かに世の中には他人を傷つけるような人もいるが、人間というのは基本的にはあたたかいものなのではないか」という感覚が芽生えました。

それから長谷川さんは、職場でも自分から話しかけるようになり、人の輪に積極的に入っていきたいという気持ちが芽生えたそうです。


他人からの親切をたくさんうけ、「人間ってあたたかいんだな、と思うようになった」というお話はカウンセリングの現場ではよく伺います。

そして、他人にたくさん親切にしてもらったり、勇気づけられたり、支えてもらったりした経験が、自分も誰かの役に立ちたい、という気持ちにつながっていくようです。

本当は皆、いつ何が起きるかわからない世界を生きている

「健康な人」だっていつどんな病気になるかわからない。
弱い立場の人を想像できるようになったと語る方がいます。

白血病になられた30代男性、本田翔太さんは、通常の化学療法では病気の勢いを抑えられず、造血幹細胞移植という、自分の骨髄を死滅させ、他人から骨髄を移植する治療を受けました。

移植治療では、他人の骨髄が作った免疫細胞が自分の細胞を攻撃しないように、免疫抑制剤を使用するのですが、免疫力が落ちたときの感染症がひどく、命を失いそうになる体験をしました。

幸い病気は根治し、今も元気に活動をされています。

本田さんはやっと退院できて街を歩いたときに、身体障害者の方を見かけ、その人たちに対する自分のまなざしが病気になる前とまったく違っていることに気づいたそうです。

そんな本田さんの言葉です。

「足がない人を見たとき、昔はその人たちのことを異質なもの、別世界の人というふうに見ていて、その人たちの気持ちを想像することなどありませんでした。でも、今は違う。きっと何か大変な体験があったんだろうな。その人も苦労をしながら、でもきっと一生懸命に毎日を過ごしているんじゃないかな、と思います。

自分も移植治療を受けてから、それまで当たり前にできていたことができなくなったりしたので、この駅はバリアフリーじゃないから大変だろうな、段差が不便だろうなと、その方の気持ちを自然と想像します。なので、障害者の方に限りませんが、町で困っているような人を見たら放っておけず、何かお手伝いがしたいなと思います」


本田さんだけでなく、がんになった多くの方が、「がんになったことで、他人の苦しみに共感できる素地のようなものができた」とおっしゃいます。

「病気になるまでは、いろいろな方の苦労話を聞いても、『それは大変ですね』という通り一遍の言葉をかけて、その時はほんとうの意味で人の苦しみの意味がわかっていなかった」と話して下さいます。

病気になるまでは、世の中には「健常な人」と「障害を持った人」という2種類の人がいて、自分は「健常な人」だと思っていたのかもしれません。

しかし、病気を体験すると、「だれもがいつ何が起きるかわからない世界を生きている」という感覚を得て、「健常な人」と「障害を持った人」という区別がなくなるのだと思います。

「誰かの役に立ちたい」という気持ちが希望になる

「自分が生きていることが同じ病気の人の希望になるかもしれない」という気持ちが生きる原動力になるようです。

川崎市在住の加茂あかりさんは、高校3年生のときに肝未分化胎児性肉腫という非常に珍しいがんが見つかりました。2度の手術と、化学療法を受け、一時期消化器から出血して命が危ぶまれたこともあったそうです。

現在21歳で、治療は成功して再発は認めていないのですが、疲れやすかったり、集中力の低下、腹痛などの症状に悩まされたりすることもあります。治療終了後は大学進学を目指していますが、まだ気力・体力ともに思うようについて来ず、彼女の中では将来への視界は開けていないようです。

そんな状況の中である日、彼女は私の外来にふらっと現れました。髪を赤く染めておしゃれな彼女は、自ら受診を希望したにもかかわらず、初対面の私と目も合わさず、どこかふてくされているように見えました。青年期らしい彼女の姿の中に、「病気にならなければこんなことにならなかったのに」という怒りややりきれなさを私は感じました。

私は彼女にどのように接したらよいのか、最初はとても戸惑いました。彼女の好きなアメリカンコミックの話も、好きなファッションの話もまったくわからないので、今でも戸惑っていることが多いのですが、私のことを気に入ってくれたのか、2、3週間に1度私の外来に通っています。

面談の中では、その時々の状況を話してくれたり、たまにやりきれない気持ちを露わにしたりします。私は、まだ将来の方向性が見えないことによる彼女の戸惑いを想像しながらも、奥底に秘めている大きなエネルギーを感じ、きっと彼女は問題ないだろうという確信めいた感覚を持ちながら、向き合っています。

そんな彼女が、「今自分が生きていることは、同じ病気になった人の力になるから」と話してくれることがありました。

加茂さんが肝未分化胎児性肉腫という病気になったとき、希少がんと言われるがんの中でも、特に珍しい病気であるため、ネットで探してもまったく情報が出てくることがなかったそうです。そのときはほんとうに真っ暗闇の中にいるような感覚で、つらい治療と向き合っていたそうです。自分自身のそんな経験から、彼女は『がんノート』という体験者のエピソードを動画で配信する情報サイト（※）の存在を知って、『がんノート』を運営している岸田徹《とおる》さんと患者会で親しくなったこともあり、自分の体験談を話すことにしたそうです。

加茂さんはある日、「今現在同じ病気の治療を受けている人がいると思うんです。その人たちにとって、自分が少なくともひとつの具体例になるし、自分が生きていることが大きな希望になる。だから、死ぬわけにはいかないんです」と語ってくれました。

過去の自分と同じ苦しみを今まさに体験しているであろう人たちのことを思いやるとともに、まだ見ぬその人たちの役に立つことが、彼女が生きるための原動力のひとつになっているようでした。

※『がんノート』：https://gannote.com/

「もうだめ」と思ってから出てくる強さがある

病気と向き合う中で、自分が知らなかったような強さ、しぶとさに出会うことがあります。

「案外、思っていたより自分は強いものですね」

そんな言葉も、よく患者さんからお聞きしますが、これが4番目の変化、「人間としての強さ」にあたるものです。

50代で乳がんになられた辻百合子さんは、診断されたときは肝臓、首の骨に転移があり、根治することは難しいと伝えられました。しかも首の骨の転移は徐々に視神経を圧迫したために、ある日右目だけが動かなくなり、ものが二重に見えるようになってしまいました。

辻さんは病気がわかる2年前までは毎年検診を受けていたのですが、たまたまその前の年は忙しくて受けられず、そのことが悔しくて最初は自分に腹が立って仕方がなかったそうです。ただ、娘さんの結婚式を4か月後に控えていたので、「娘の晴れ姿を見るまでは頑張って生きよう」という目標を道しるべに、何とか病気と向き合うことにしたそうです。

娘さんの結婚式の準備や仕事の忙しさもあり、1か月ぐらい経つと、それまでは常に頭の中にあった「どうしよう」という考えが、少し遠のく時間が増えていきました。この頃は「生きよう」と前向きに考えるときと、「私はがんで、体中に転移があるんだ」という現実に引き戻されて絶望的な気持ちになるときを、行ったり来たりしていたそうです。絶望的な気持ちになるときは、悲しくて仕方なく、友達や夫の前で思いっきり泣いていたそうです。

結婚式も終えて少し肩の荷が下りたとき、ちょっとまた心境が変わられたそうです。今も「がんになっちゃったんだから仕方がないよ」というあきらめのような気持ちが根底にはあるそうです。

しかし、仕事で周囲が気遣ってくれて自分の居場所を感じるとき、友人が心配してくれるとき、83歳になる両親が自分のことを心配してくれるときなど、「穏やかな日々をすごすことは難しいかもしれないけど、この日常が1日でも長く続くように頑張ろう」という前向きな気持ちが湧いてくると話して下さいました。

そして、今の辻さんの道しるべは、「少しでも長生きして、両親のことを見送ってあげたい」ということです。がんになったときの希望を見出せなかった自分の心境を思い出して、「時間が経つ中で、自分はけっこう強くなったな、なんとかやっていけるものだな」と思われるようになったそうです。

他にも50代で胃がんになった女性の方はこんなことを語って下さいました。

「これまで私の人生はおかげさまでずっと順調でした。がんになり、想像以上の苦しみがあったけれど、それを乗り越えたことで、なんだか一つの修羅場を潜り抜けられたような気がしています。するとね、変な自信が生まれてきたんです。目の前のことを必死にやってきたら、ここまで来られた。へこたれずに頑張ったじゃん、って自分のことを褒めてあげたくなったんですよね」

そして「それまで体験したこともない大きな山をなんかいつの間にか登ってたわ、そんな感じです」とも話して下さいました。

「ここまでやってきた自分って、たいしたものだな」と気づくことが自分自身に対する見方を変えますし、自信を持てるようになります。私はそこに人間の強さを感じます。

人間を超えた大きな力を感じるようになる

今まで気づかなかった、
人間を超えた大きなものの存在に
気づくようになる方もいらっしゃいます。

人間の力をはるかに超える存在や力に気づくという変化が起こることもあります。これが「精神性的変容」と呼ばれる5番目の変化です。

宗教的な考えの中で神の存在を意識される方もいらっしゃいますし、「感動するような自然の美しさに気づく」という語りもありました。古来から、日本人は自然と共生し、自然は身近な存在なのかもしれません。

これは、48歳で乳がんになられた女性、矢野裕子さんのお話です。彼女には中学生の娘さんがいらっしゃいましたが、内向的な性格で、なかなか学校の仲間になじめず、休みがちでした。そして矢野さんが乳がんになったときは、一時的に不登校になってしまったそうです。

矢野さんは娘に負担をかけていると自分を責め、娘さんの行く末をとても心配していました。ところが娘さんが高校に入学した後、矢野さんの乳がんは再発してしまいます。そして、化学療法を受けましたが徐々に病気は進行していきました。娘さんは多くを語りませんでしたが、高校に通いながら献身的に家事を手伝ってくれたそうです。

矢野さんはこのときも、「自分が病気になっていなければ娘は普通の高校生活を送れたのに」と、後ろめたい気持ちを持ち続けていました。

娘さんの高校3年生の3学期、矢野さんの乳がんは肝臓に多数の転移がわかり、もしかしたら4月をむかえられないかもしれないという状況になりました。矢野さんも自分の命が長くないことを悟り、しかしどうにかして娘さんの卒業式には出たいと思っていました。

なんとかその願いはかない、矢野さんは車いすで卒業式に参加されたそうですが、卒業証書を受けるときに娘さんが背筋をピンと張って立つ姿を見て、「ああ、この子も立派に成長したんだな」という安心感と、まだわがままも言いたい時期だったにもかかわらず親孝行をしてくれた娘さんに対する感謝の気持ちが湧き、涙が止まらなかったそうです。

そのあと夫と娘さんと、桜の木の下で写真をとったそうです。ふと視線を上に向けたときに目に入ってきたのは桜で、青空のもと、大きな枝を広げて満開の花を咲かせているその美しさに震えるような感動を覚えられたそうです。「ああ、桜というのはこんなに美しいものだったのか……」

美しい花を咲かせた桜に、娘さんが成長した姿や、もうすぐこの世を去るかもしれないけれどその前に素晴らしい一日をすごすことができたご自身の思いを重ねあわされたのかもしれません。そしてその風景に、人の力をはるかに超えた何か神々しいものを感じられたそうです。

第3章

人は死の直前になって、心のままに生きていないことに気づく

「もう一人の自分」が自分を追い込んでいる

「こうでなくてはならない」という自分が、「ありのままの自分」を苦しめていることがよくあります。

これまで、人は苦難と向き合う力「レジリエンス」を備えているということを申し上げました。がんのような病気になり、自分の人生が様変わりしてしまったと感じたとしても、多くの人は喪失と向き合い、そして新たな人生を生きていこうとする。喪失と向き合うために大切なのは、しっかり悲しみ、しっかり落ち込むことであると。

一方で、そのようなやり方で状況と向き合うことが難しいと感じる方も実はたくさんいらっしゃいます。

ほんとうはつらいのに、弱い自分を見せることができないので、つらいと言えずに強がってしまう。ほんとうはわかってもらいたいのに、周囲の人に気持ちを打ち明けられず、孤独になってしまう。

つまり、あるがままの自分の気持ちを認めることができない方と言えます。

なぜ、あるがままの自分の気持ちを認められないのか。

それは、ほんとうは「〇〇をしたい」と思っていても、「そんなことをしてはいけない」と強固にブレーキをかけようとするもう一人の自分がいるからです。この章では、「レジリエンス」を発揮することを阻む「もう一人の自分」についてお伝えしたいと思います。

「もう一人の自分」の勢力が強い方は、がんになったストレスから精神的に追い詰められてしまうことも多く、にっちもさっちもいかない状況になって精神腫瘍科の外来に来られることがあります。

このような方が、何か特殊な人たちというわけではありません。がんになるまでは、社会の中で特に問題も起こさず、ある意味普通に生きてきた人たちです。むしろ努力家で様々な成果を上げ、社会の中では評価を得てきた方であることも多いです。

このような方とのカウンセリングを行う場合、そもそも私の外来に来ること自体が不本意と思われているケースなどもあり、いきなりその人の苦しみを聴こうと思っても難しいことがあります。

精神腫瘍科に来ることが不本意であるという気持ちを認めつつも、その方が困っておられる部分に耳を傾けることで、少しずつこころを開いてくださるようになります。

そこでやっと、その方と私が協力して、「あるがままの気持ちを認めることができない」ことの理由を探っていく作業が開始できます。

その過程で、原因はそれこそ生い立ちの頃の両親との関係に端《たん》を発しているなど、いままでその方が生きてきた長い歴史の中で培われたものであることが明らかになります。ですので、その問題を解決するには、過去を振り返る作業が必要となることも少なくありません。

レジリエンス外来では生い立ちから今に至るまでの自分の軌跡を振り返るので、もう一人の自分の勢いが強すぎる人、あるがままの気持ちを認めることができない人にとって、自分を理解するためのうってつけの場となります。

レジリエンス外来での作業が進むと、「そんなことをしてはいけない」と強固に自分を縛っているもう一人の自分がいる事情がだんだんと理解されていきます。

そして、確かに過去にはそのもう一人の自分がどうしても必要だった事情があるけれど、しかし今は「もうあるがままの自分の気持ちを認めてよいのではないか」ということがわかります。

このような取り組みは、時間と根気が必要な作業ですが、もう一人の自分から解放されたあとに、生まれ変わったかのように自由に生きていかれる多くの方の姿を目にします。

時々知り合いの精神科医などと話していると、「大人になったらそうそう人間性が変わるものではない」というような考えを聞くことがありますが、いやいやどうして、私は自分の経験から、人は何歳になっても変わることができると断言できます。


そして、もうひとつみなさんにお伝えしたいことがあります。私はこういう方々の話を聴く中で、期せずして私自身の中にも「あるがままの気持ちを縛ろうとする自分」がいることに気づきました。

そして、思わぬ副産物として、「こういうことにはこだわらなくてもいいのだ」、

「むしろこういうときは勇気を出して気持ちを打ち明けたほうがいいんだ」、「自分自身の素直な気持ちを大切にしよう」、「こういうことは大切にしたほうがいいんだ」など、自分自身の在り方を見直すことにつながりました。

このあと、私が出会った「あるがままの自分の気持ちを認めることができない方」のことについてお話ししたいと思います。

働けなくなったときに、自分の存在価値を感じられるか

「外科医として仕事ができない自分はからっぽの存在だ」と語る方は、頑張ってきた自分を慈しみ、今の自分を許せるようになりました。

先日、外科医の石原英樹さん（48歳）が私の外来にお見えになりました。

初めてお会いしたときは「私は精神科に来る必要がないと思っているが、信頼する主治医が勧めてくれたので不本意ながら来てみた」と話され、弱っている自分を認めたくないので虚勢を張っているような印象がありました。

「なるほど、半ば無理やり勧められて、不本意ながらも来ていただいたのですね」とお伝えし、現在石原さんがおかれている事情を伺っていくと、徐々にご自身の心境について打ち明けてくださいました。石原さんはがんの治療の後遺症で手に痺《しび》れが残り、「もう外科医としては働けないかもしれない」と思って、とても苦しんでおられました。そして、「外科医として仕事ができない自分はからっぽの存在だ、なんの価値もなくなってしまった」とおっしゃるのです。

確かに、誇りにしていた外科医としての仕事に支障が生じる状況はご本人にとって苦しいことだろうと想像がつくのですが、石原さんの言った「外科医でなければ自分はからっぽの存在」という言葉が私の頭に引っかかりました。

病気になるまではどういう風に仕事に取り組んでこられたのか、とお聞きすると、同僚に負けないように人一倍努力してこられたことについて話してくれました。卒業後20年以上も経って中堅からベテランの域に入っても、1日のほとんどを病院ですごすような毎日だったそうです。すべての患者に最善の医療を提供することを自分に課していた石原さんは、部下が手を抜いているように見えたときは激しく叱責し、職場では厳しい上司としても有名でした。

次に、「どうして医師になったのですか?」とお聞きすると、「それしか選択肢がなかったのです」とおっしゃいます。「それしか選択肢がなかった?」、私は思わず聞き返しました。さらに、「自分は本当に医者になりたかったのか。いまだに医者が向いているのか、それすらわからない」と述べられました。「では医師になるしかなかったという事情を教えてくださいませんか」と尋ねると、石原さんはご自身が育った環境について話してくださいました。

母方は親族に医者の多い家だったそうで、立派な外科医であった祖父を、お母さんは尊敬していたそうです。石原さんは一人っ子で、物心がついたときから、「あなたには立派な医者になってほしい」という有言無言のプレッシャーをお母さんから受けながら大きくなりました。石原さんが医大に合格したときは、人をほめることが少なかったお母さんが、「ほんとうによくやった」と自分の頑張りを心から認めてくれたそうです。晴れて大学を卒業し、外科医としてのキャリアが始まったときはうれしい気持ちもありましたが、「ここが新たなスタート、祖父のように一流の医師にならなければダメだ」というようなプレッシャーを強く感じられたそうです。

ここまで伺って、「外科医でなければ自分はからっぽの存在」だとおっしゃったご本人の事情が理解できた気がして、「石原さんは立派な外科医にならないとお母さんに愛してもらえなかったんですね。それでずっと頑張ってこられたのですね」とお伝えしました。そうすると、気丈にふるまっていた石原さんが初めて気持ちを抑えきれなくなり、涙を流されました。石原さんの気持ちがおさまり、顔をあげられた時に私はもう一言声をかけてみたくなり、「しかし、優秀な外科医でなければ本当に石原さんには価値がないのでしょうか」と問いかけました。

その私の言葉に対して石原さんは、「さあ、どうなんでしょうか」と答えました。

それから、あらためて石原さんの人生を時間をかけてカウンセリングの中で振り返ってみたのです。好きでなかった勉強を頑張ってきたこと、医師になってからは多くの患者さんのために頑張ってきたこと。

がんになる前の石原さんは、患者さんから感謝の言葉をかけられても「そんなことはあたりまえのことです」ぐらいにしか感じなかったそうですが、今は「ああ、あの患者さんは本当に心細かったのだろうな」という風に、自分がかかわった患者さんの気持ちを想像されるようになりました。

そして、「自分が頑張ったことで、もしかしたらそんな患者さんを勇気づけることがあったかもしれない」と振り返るようになられました。5回目のカウンセリングを終えるころまでは、「こんな自分じゃだめだ」という内なる声が止みはしませんでしたが、徐々に今の自分を許せるようになり、小さい頃から母親の期待に応えようと頑張ってきた自分を慈しむ気持ちがわいてきました。

最後に面談した時、石原さんは次のように話されました。

「今まで最高の医療を提供しようと思っていたけど、それは立派な外科医である自分を確認することが動機で、実は全く自分本位だったんです。部下に厳しかったのも、自分が無理をして我慢していたから、それ以外の在り方、若い医師がのびのびとしていることがうらやましくて許せなかったのでしょう。今後外科医を続けられるかはわかりませんが、なんらかの形で医療を続けることはできるでしょう。そしてこれからは自分本位ではなく、本当の意味で困っている人の役に立ちたいと思います」とおっしゃいました。

いままで石原さんを縛っていたもう一人の自分は、それまでの石原さんの人生にまったく役に立っていなかったわけではありませんし、お母さんに石原さんが認めてもらうためには必要だったのです。もう一人の自分は、石原さんに涙ぐましい努力をさせ、その結果外科医としてたくさんの患者さんを助けてこられてきたのでしょう。けれども石原さんの気持ちはずっと窮屈で苦しく、悲鳴を上げていました。そんな中でがんに罹患したことから、とうとう石原さんは行き詰まり、一時的には絶望されたわけです。しかし、その行き詰まりは今までの生き方を見直すことにつながり、もう一人の自分と決別し、結果的にはあるがままの自分を認めて生きるようになるきっかけになったのです。

「元気な自分でなければならない」という思い込みは苦しい

「人に心配をかけることが申し訳ない」という思いの底には、小さい頃からの事情がありました。

62歳の松川英子さんは元気印の喫茶店のおばちゃんで、子宮がんがわかった後も「そんなものにへこたれてたまるか。笑い飛ばしてやっていけばいいのよ」と明るくふるまい、むしろ担当医や看護師を癒してくれるような存在でした。ハイキングとカラオケが趣味で、地元の仲間といつも楽しくすごしており、松川さんが精神的に危機的な状況になることは誰も予測していませんでした。

ところが、がんが進行し、身体のだるさが出現した頃から、松川さんの笑顔がやややぎこちなくなり、やがてどんどん表情が暗くなっていきました。

付き添いの娘さんによると、あまり外出もせずに家に引きこもっており、友人との連絡を絶っているとのこと。家族としても心配をしているが、本人は無口で何がつらいのかを打ち明けてくれないそうでした。

その話を聞いた担当医も心配し、「この病院にはこころのケアを担当する医師がいるから、会ってみないか」と勧めたわけです。

松川さんは最初は渋っていましたが、担当医が根気よく勧めるので、受診を承諾されました。

私の診察室には娘さんとともにいらっしゃいました。娘さんは松川さんに気を遣って「なんでも先生に言ったらいいよ」と言うのですが、本人は表情が硬く、「うん」と言ったまま、それ以上口を開こうとされません。もしかしたら娘さんの前では話しにくいのかと思い、娘さんには席を外してもらいました。

娘さんが席を外したあとも、松川さんはしばらく無口でしたが、「心配かけているのが申し訳なくてね……」と口を開きました。

私は、「なるほど、ご家族には心配かけまいと思っていらっしゃるのですね。でも、私は専門家ですからそういう相談には慣れておりますし、ここで話したことは誰にも口外しませんから」と伝えると、ぽつりぽつりとご自身の身の上について話されました。

松川さんは結婚して今の町に引っ越し、喫茶店を始めて30年以上続けてきたそうです。小さな喫茶店だけど近所の人が支えてくれて、とても楽しく仕事をしてきたこと、休みの日は友人と連れ立ってハイキングに行くのが趣味で、天気の良い日に自然の中を歩いていると、何とも言えない清々しい気分になれていたことを話してくださいました。

だけど、最近だるさがひどくなって、ハイキングに行くのをやめてしまい、喫茶店ももうたたまなければならないと思っているそうです。そんな事情を話されたあとに、「なんかとてもつまんなくてね」とため息をつかれたのが印象的でした。

私は松川さんの心境が少しわかったように感じました。なるほど、ご自身の生きがいである喫茶店と、ハイキングができなくなって、とってもつまらないのだなと。

しかし、一方でわからないこともありました。

娘さんや友人など、ご本人のことを一生懸命支えようとしている人が周囲にいるのに、ご本人は「心配をかけてはいけない」と引きこもっていることです。なので、そのことを尋ねてみました。

「今までの好きだった生活ができなくなって、松川さんがふさぎ込む気持ちは私なりに理解できます。でも、周囲の方に心配をかけていることを申し訳なく思われるのはどうしてですか。周囲の方も心配されるかもしれませんが、私は一番苦しいのは松川さんだと思いますので、遠慮される必要もないように思いますが」

しかし松川さんは「いや、心配かけたくないんだよ」としかおっしゃいませんので、さらに踏み込んで、「こんな例えをして恐縮ですが、もし逆の立場だったらどう思われます？　娘さんが病気でつらい思いをしていたとして、でも娘さんはお母さんに心配をかけてはいけないと思ってそのことを話さずに我慢していたとしたら？」そうすると松川さんは「そりゃ、我慢しないで話してくれって思うよ。話してくれないと余計心配しちゃう」と。

「そうすると、娘さんだったら話してほしいと思うのに、松川さんが自分のことは娘さんに話せないと感じるのはどうしてでしょうか。何かそういう風に我慢するようになったきっかけはありますか」と尋ねました。

松川さんは考え込むようにしばらく黙っていましたが、次のようなことを話されました。「実は自分は幼いころに両親を亡くして、叔父夫婦が東京で事業を成功させていたので、叔父夫婦を頼って上京した。両親と叔父とはやはり違うから、心配をかけないようにして生活していたんだ」と。

最初は淡々と話していましたが、しばらくして感情がこみあげてきたのか、涙が流れ、話し終えた後は声を出して泣いておられました。

私は幼いころの松川さんの姿、戦後間もない頃に叔父さんが営む繊維工場で、さみしさを抱えながらもけなげに明るく振る舞っていた小さな女の子の姿を想像して、とっても切ない（いじらしいという表現がもっともぴったり来ますが）気持ちになりました。

そして、「松川さんが周囲に心配をかけてはいけないと思われるようになったのはそんな事情があったのですね」と伝えて、その日の診察を終えました。

診察室を出てから歩いていく松川さんの姿を見て、寄り添おうとする娘さんとの距離が心なしか近づいているように感じました。

その後、叔父さん夫婦に遠慮せざるを得ない中で「甘えてはいけない」と常にささやいていたもう一人の自分は、松川さんの中から姿を消したのかもしれません。

というのは、松川さんとはその後お会いする機会はありませんでしたが、担当医から聞いたところによると、家族や友人には自分の気持ちを伝えられるようになり、親しい人との時間を大切にして穏やかに生活されているとのことでしたから。

自分を押し殺して生きてきたことに気づけるか

「すみません」が口癖だった方が
「心が窒息したままで人生が終わることには耐えられない」
と病気をきっかけに変わるようになりました。

50代の乳がん体験者の方、片岡久美子さんのお話です。

外来にお越しになったのはパニック障害となり電車に乗れない状態になられたからでした。片岡さんは乳がんになったことで、かなり傷ついておられるように感じました。

乳房を手術で切除したこと、再発に対する心細さ、つらくてしょうがないのに、そのつらさを打ち明けることができず、ストレスが許容範囲を超えてしまったようです。ある日突然、窒息してしまうような感覚が出現し、どうしようもない状況になったそうです。

そして私が気になったのは、その方がいつもすぐ、「すみません」とおっしゃることでした。例えば、「どうぞお座りください」と言っても、「お薬を2週間分お出ししておきますね」とお伝えしても、まず「すみません」とおっしゃるのです。

私が、「『すみません』と恐縮されないでください。どうぞご遠慮なく」というとまた「すみません」とおっしゃるので、思わず私はくすっと笑ってしまい、片岡さんも「あっ、また言っちゃった」とおっしゃいました。

私は、「すこし押し付けがましいかもしれませんが、『すみません』というより『ありがとう』と言っていただけるとうれしいです」と申し上げると、「あ、はい。ありがとうございます」と、やっと笑っておっしゃってくださいました。

2度目にお越しになったとき、やはり「すみません」とおっしゃるので、また気になってしまい、「片岡さんは、よく『すみません』とおっしゃいますが、いつから口癖になったのですか」と聞いてみました。片岡さんはよくわからないということなので、「叱責される機会が多いような厳しい環境に身を置くと、そういう口癖になることがありますが」とお伝えしたのです。

そのひとことが、片岡さんがご自身のことをいろいろ考えるきっかけとなり、レジリエンス外来でご自身の過去に取り組む作業を始めました。

お話を伺っていくうちに、子どもの頃のお父様との関係が片岡さんを生きづらくさせていたことがわかりました。

お父様はご自身で起業されて会社を大きくされた方で、片岡さんと妹さんをデパートのおもちゃ売り場に連れて行っては「30分以内に好きなものをひとつ選んでこい。なんでも買ってやるから、高くていいものを選んでくるんだぞ」とおっしゃったりしたそうです。

そんなとき片岡さんは、「お父さんが褒めてくれるものを、さがさなきゃ」と思ってしまい、どんどん焦りの気持ちでいっぱいになって、うまく選べず、時間ぎりぎりになってとにかく大きなぬいぐるみを選んで持っていく、そんなお子さんだったそうです。それに対して妹さんは、ちゃんと高級品を選んできて、「お前は物を見る目があるな」とお父さんに頭をなでてもらっていたそうです。

また、高級寿司店のカウンターに座らせられて、「なんでも頼んでもいいぞ」とお父さんに言われると、片岡さんはもじもじしてしまい、やっと言えたのが「かっぱ巻き」でした。

そしてここでも、妹さんはすぐに「トロ!」と言うような具合でした。そんなことがある度、お父さんはため息混じりで片岡さんを見ては渋い顔をされていたのだそうです。

片岡さんのほうはお父さんのことが大好きでした。がっしりした体格で、自信に満ちた姿にあこがれていたそうです。そのお父さんから、「おまえはダメな子だ」「がっかりだ」というメッセージをくり返し受けるうちに、片岡さんは、次第にお父さんといると萎縮してしまうようになりました。うまく笑えなくなり、いつも人の顔色ばかりをうかがう癖がつきました。そして、自分は「ダメな子」だと思い込み、自分に対する自信を全く持てないまま大人になっていったのです。

さらにお話を伺っていくと、片岡さんのご主人はお父様とは全く違う穏やかなタイプで、スロー気味の片岡さんをいつも待ってくださるような方だとわかりました。結婚以来、怒られたのは1回だけ。「がんになって、ごめんなさい」と片岡さんが言ったとき、「何を言ってるんだ！　謝ることじゃない」と、はじめてきつい言葉をかけられたのだそうです。また、息子さんもやさしく、獣医師になるべく頑張っておられることも話してくださいました。

片岡さんは、つらい子どもの頃から今を振り返る時間の中で、なぜパニック障害になったのか、ご自身で気づいていかれました。ずっと自分を押し殺して生きてきたこと。ご主人や息子さんは優しいけれど、それでもいつも、「お前はダメだな」と言われてしまうのではないかと不安だったこと。乳がんになり、髪の毛もなくなった自分の姿を鏡で見たとき、もう我慢の限界が来たそうです。

「私はがんで死んじゃうかもしれないのに、心が窒息したままで人生が終わっちゃうのは耐えられない」と。

そして、カウンセリングの中で、こうおっしゃったのです。

「先生、私は、ありのままの私でもいいのでしょうか」

私の口からは「もちろん」という言葉が自然に出ていました。

そこから片岡さんは随分変わっていかれました。洋服も明るい色のものを着るようになり、お友達と一緒にランチにでかけるようにも。

レジリエンス外来は、素の自分、こころのままに生きることをいっしょに考える場です。何がその人を足踏みさせているのかがわかると、自然とこころが自由に動き出すのです。

「must」の自分だけで生きると、壁にぶつかったときに行き詰る

「want」の自分を本当の自分だと思って、大切にしたほうが良いように私は思います。

石原さん、松川さん、片岡さん、それぞれを振り返ってみますと、石原さんの中には、「立派な外科医でなければ自分はダメだ」という自分がいたわけです。松川さんには「周囲の人に心配をかけてはいけない」という自分、片岡さんには「自分はダメな人間だ」という自分がいました。

ほんとうは「悲しい」「頼りたい」といった気持ちがその人の奥底にあったとしても、もう一人の自分は「弱音を吐いてはダメだ」という内なる声をかけるので、我慢しながら毎日を過ごさなければならなくなってしまいます。

3人とも、相反する2つの自分がいて、それが激しくぶつかり合っているような状況があったわけですが、だれにでも2つの自分があります。

物心がついたころは、「悲しい」「頼りたい」という気持ちのままに母親に甘えようとし、自分がこうしたいという「want」によって動機づけられる自分だけしかいません。

しかし、両親からのしつけに始まり、社会生活を営むために他者と関わる中で、だんだん、「弱音を吐いてはダメだ」「もっと努力しなければダメだ」「こんな場面ではきちんとしなければダメだ」というもう一人の自分、「must」によって動機づけられる自分が形成されるわけです。

石原さん、松川さん、片岡さんそれぞれにとって、「must」の自分の存在は役に立っていた側面もあります。例えば石原さんは、「立派な外科医にならなければダメだ」というプレッシャーがあったから、ここまで頑張ってこられたわけです。

では、「want」の自分と、「must」の自分と、どちらがほんとうの自分なのでしょうか。

どちらも自分なのですが、私は「悲しい」「頼りたい」と言っている「want」の自分を「ほんとうの自分」と思って、大切にしたほうがよいと考えています。もちろん、「want」の自分だけではダメで、「ここはひとつ頑張ろう」と思って取り組むことが必要なタイミングもあるでしょうが。

しかし、「must」の自分のほうが主役になり、常に「弱音を吐いてはダメだ」という声が「want」の自分を強烈に縛ってしまうようなあり方は、なかなか大変です。もしその努力により、たとえ社会的な成功を手に入れたとしても、「want」の自分

「must」の自分が「want」の自分を抑えてしまう

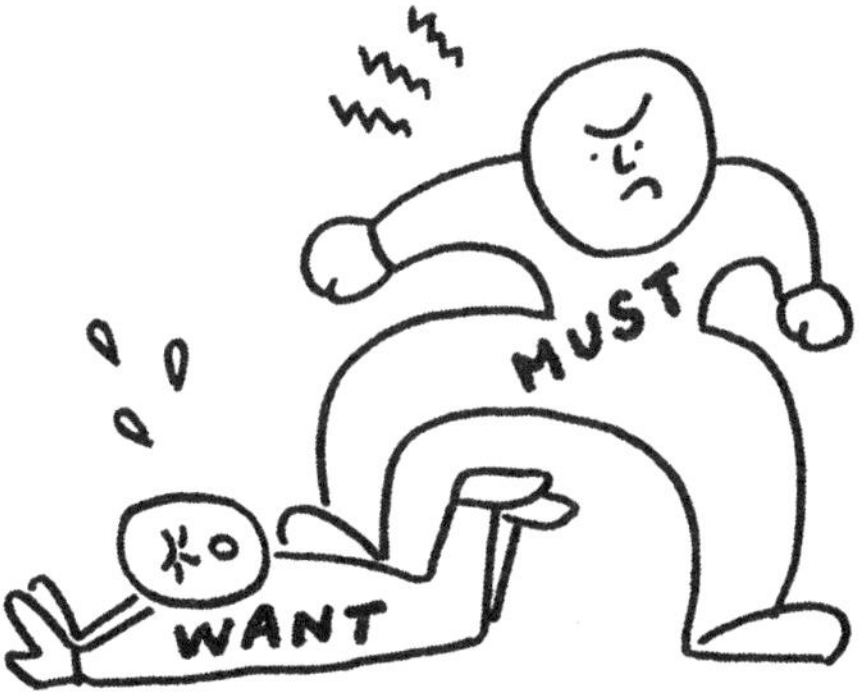

が悲鳴を上げてしまい、こころの奥底には虚しさが漂ってしまうように思います。

そして、強い「must」の自分がいる人たちは、「must」の声に従って頑張ることができなくなる中年期などに、危機を迎えることもあります。あるいは、がんになるなどの大きな障壁に期せずしてぶつかると、行き詰まってしまうことがあります。

なぜなら、喪失と向き合うために大切なのは、しっかり悲しみ、しっかり落ち込むことであるのにもかかわらず、「must」の自分は心のままに悲しみ、落ち込むことを許してくれないからです。

しかし、この行き詰まりは、必ずしも負

の側面だけをもたらすわけではありません。3人の方がそうであったように、行き詰まることとは今までとは別の道を探す動機付けとなり、「must」の自分の支配を緩め、「want」の自分が自由になるきっかけになるからです。

自由になった人たちは、もちろん病気がもたらす様々な苦しみから逃れられるわけではありませんが、あるがままの自分の気持ちを認められるようになることで、いきいきとされる方も少なくありません。

「want」の自分、ほんとうの自分が主役で生きていれば、少なくとも「自分はこれでよいのだろうか」という迷いはなくなるのではないかと思います。

実は私自身も自分の人生を主体的に生きている、とは思えない道のりをずっと歩んできました。自分の「want」よりも、求められることに応えようと生きてきましたし、目の前のことに追われ、あっという間に時間が過ぎていく中で、強い虚しさを感じていました。

そういう私に、3人の方が示してくださった道筋は、たくさんのことを教えてくださいました。自分の「want」に耳を傾け、「こころの奥底にある自分の気持ち」を大事にしようと思うようになったことにより、虚しさは影をひそめるようになりました。

このことについては、また別の章で詳しくお伝えしたいと思います。

第4章

今日を大切にするために、自分の「want」に向き合う

死ぬとわかっていても、どうして人は精いっぱい生きるのか

がんセンターで働くようになって、私にとって「死」が身近なものであるという感覚が芽生えました。

この章では、少し自分自身のことにも触れたいと思います。

読者の方は私のことなど興味がないと思われるかもしれませんし、自分自身のことを話すことは私の人間関係・生活に支障が生じることもあるかもしれません。

しかし、この仕事を通じてほんとうに多くのことを教わったので、私の経験を通して、「がんを体験された方の物語から学ぶことで、自分の人生の羅針盤が定まりうること」をお伝えできるのではないかと考え、書かせていただきます。

もちろん、私の考えに共感できない部分もあると思いますので、違和感があるところは「そう感じる人もいるのか」ぐらいにとらえていただきたいと思います。

私は2003年の春、31歳のときに国立がんセンターでの勤務を開始しました。

それまで精神科での一通りの研修を終え、今にしてみれば大いなる錯覚なのですが、自分は一人前の医者になった気でいました。

それまでの自分が診療の対象としていた患者さんは、「典型的な精神の病気」の方で、その中でも特に薬物療法などの治療が効果を表しやすい方が集まる病院であったため、「精神的な苦痛は治療によりよくなる」というイメージが私の中で出来上がりました。

そしてその頃に、「がんの患者さんにもうつ病などの精神的な苦痛で苦しんでいる人が多い」と知り、自分がそのような人たちを救えるのではないかと思いました。ほんとうに浅はかだったのですが、どんな現場かもよく知らないのに、がんセンターで働くことですぐに何かのお役に立てるのではないかと思ったわけです。

しかし、実際に国立がんセンター（現：国立がん研究センター）で働き始めると、「自分が役に立てる」という幻想は勤務初日から打ち砕かれ、「精神科医として学んできたことがほとんど役に立たない」ということを連日体験することになります。

患者としてお会いするほとんどの方は、私よりはるかに多くの人生経験を積まれてきた方で、カウンセリングの中でテーマとなるのは「死」を始めとしたがん罹患にまつわるさまざまな深刻な問題でした。

目の前のがん患者さんに「先生、もう私の先は長くないんです。いったいどうしたらいいのでしょうか」などと聞かれても、なんと答えてよいのか全くわかりませんでした。

働きだしてしばらくすると、「若い私がなんの役に立てるのだろうか、役に立てるはずがないじゃないか」と思うようになりました。申し訳ないことですが、私がお会いした方々も、私に頼りない印象を持たれたのではないでしょうか。

期待に応えられず、自分が役に立たないと感じるのは、とても苦しいことでした。「自分はここに居て何か意味があるのか」ということを思い、一般の精神科医療に戻ろうか、ということをしょっちゅう考えておりました。

そのほかにもうひとつ、そのころの私が苦痛だったことがあります。

それは、自分が関わった方々が次々と亡くなっていくことで、その中には、自分と同じ世代や、自分よりも若い方もいらっしゃいました。特に同世代の患者さんの場合、お話を伺ってその方の人生に触れると、その方のこころと私のこころが共鳴し、その方の心境がありありと私の中に伝わってくるような感覚になります。

なので、もしある方が、病気を治すという願いがかなわず、「まだ若いのに自分だけなぜ未来が閉ざされてしまうのだ」という悔しさ、悲しみを抱えながら亡くなっていく場合、私の中にもその悔しさ、悲しみが形を変えて残ります。

私の仕事の性質上、そういうことが頻繁に起こりますので、私はだんだん疲れていきました。そして、それまでは「死」について考えたこともなかった私に、「死」は身近なことなのだという感覚が芽生えました。

この頃の自分は「何のために今自分が生きているのかわからない」という大いなる虚しさを抱えていました。

そして、その虚しさをなだめるために、「今は迷っていても、探し続ければどこかで充実した人生にたどり着けるのだろう」という将来への見通しに期待をこめ、やる気を失わず、私なりに生きる意味を探していたわけです。

「がんセンターで働くことにより、生きる意味のヒントが見つかるのではないか」という潜在的な期待があったのかもしれませんが、この体験は、私を苦しめる方向に最初は働きました。

「人には必ず『死＝終わり』が訪れることを実感するようになり、今まではだいぶ先のことだと思い込んでいたけれども、場合によっては間もなく自分にも訪れるかもしれない」と考え、死の黒い影を感じました。そして、「もしかしたら自分は充実した人生にたどり着けず、生きていても何もいいこともないまま、人生が終わってしまうのではないか」という悲観的な考えが強くなっていきました。

このような、目標を見失ったような苦しい時間は長く続きました。しかし、結局私はがん患者さんとの臨床現場にその後も居続けております。

なぜ辞めなかったのか。それは、残された時間が限られていることは十分にわかっていながら、精いっぱいその時間を生きようとされる患者さんの姿を知り、衝撃を受けたからです。

マルチン・ルターによると言われる「たとえ世界の終末が明日であっても、自分は今日リンゴの木を植える」という言葉がありますが、そのころの自分には「もうすぐ人生が終わりになることがわかっているのに、なぜそんなに真剣に毎日を生きられるのか」ということが謎でした。そして、この仕事を続けることでその謎が解けるのではないのか、と思うようになったのです。

「こうあるべき」で生きると、「何のために生きるか」がわからない

私自身、「こうあるべき」という考えに縛られて大人になったので、「自分の人生を生きていない」という問題に初めて向き合うことになりました。

なぜ私が当時虚しかったのか、それは「自分の気持ちに素直に、確固とした人生を歩んでいる」という実感がなかったからです。

前章で「want」と「must」についてお話ししましたが、私の成長過程の中で、強烈な「must（＝こうあるべき）」の自分が形作られました。内向的な性質もあり、「must」の自分の前に「want（＝こうしたい）」の自分は叫び声をあげる勇気を失い、たとえやっと勇気を出して小さな声をあげたとしても、すぐに消し去られてしまうような状況にありました。

私の世代は団塊ジュニアと呼ばれ、管理教育や受験戦争、校内暴力が特徴的で、現代よりもさらに「want」の自分が抑え込まれやすい時代背景があったと思います。今でも覚えているのは当時配られていた中学校の生徒手帳のことですが、推奨される髪型、持ち物、靴下の色、スカートの丈などについて細かく記載されていました。生徒手帳に象徴されるように、物事の考え方から、身だしなみなどの行動の細部に至るまで、個性を尊重するのではなく、一律に管理するという視点が強かったことを思い出します。

強力な管理に対して自己主張が強くできる人は、思春期に「反抗」という形で戦っていました。当時流行した尾崎豊の『卒業』という曲の歌詞には、管理教育に全力で反抗する若者の姿が歌われており、当時の思春期の人たちの窮屈さと、自由になりたいという思いを代弁していました。

そのほかにも、「自分らしく生きる」というテーマの音楽や小説がヒットしており、「自分探し」というキーワードが多くの人に共有されていたと思います。

私の両親は一生懸命私を育ててくれましたし、まぎれもなく愛してくれました。何もできなかった小さな私の世話をして、様々な知識や知恵、前に進もうとする向上心を授けてくれましたので、今や感謝の念しかありません。

ただ、私の両親も「子供がどうしたいのか」ということを大切にするよりも、「こうあらなければならない」という理想的なイメージがあり、「それではダメ」、「怠けていてはダメ」、「社会の役に立つ人間にならなければダメだ」としょっちゅう言われていたように思います。

また、私は小学校4年の時に転校し、新たな環境になじめず、小学校高学年から中学校の時にいじめを受けたことから、ますます自分に自信が持てなくなりました。「等身大の自分でよいのだ」と思えず、いつもおびえているような子供になっていきました。

内向的な私は反抗する勇気も持てなかったので、窮屈な状況を受け入れざるを得ず、すっかり「want」の自分は心の奥底に閉じ込められていったわけです。当時の私は、堂々として自分らしく生きているように見える人をうらやましく感じ、自信が持てない自分自身が嫌いでしょうがありませんでした。

「want」の自分はすっかり声を失ってしまった一方で、「must」の自分は進むべき指針を社会的な規範や周囲の意見に求めるようになりました。進む道が正しいかどうかを両親や他人からの承認によって判断するようになり、周囲の意見に左右され、さらに気持ちは揺らぎます。日々虚しく「自分は何のために生きるのか」という悩みが生じました。

この悩みには文化的な側面も関係しているように思います。「空気を読む」、あるいは「忖度《そんたく》する」という言葉がありますが、日本では〝集団の和を何よりも重んじる〟ところがあり、ある出来事に対して「シロ」だと感じても、和を乱さないように空気を読んで、建前としては「クロ」と言うことが求められる場面があります。

自分の軸がきちんとできていて、その場に合わせて建前を使い分けられるようになれば良いのですが、軸ができていないうちから空気を読もうとして生きていると、とても窮屈になり、苦しみます。

そうするとますます、「自分は何のために生きるのか」という悩みを持つことになります。

このように、私は素直な「こうしたい」という自分の気持ちをずっと押し込めて窮屈に成長したので、虚しさを抱え、「自分は何のために生きるのか」という悩みが解き明かされないままに成人となりました。

やがて医師となり、目の前の業務に追われ、根本的なことを考える余裕もなく日々過ごすようになってしまいました。

30歳になった頃は、忙しさにかまけて自分の軸がないことをごまかしながらなんとか過ごすことができていたのですが、がんセンターで働きだしてがんの患者さんにお会いし、「残りの時間をどう生きたらよいのか」という問いをもらったときに、そもそも今の時間をどう生きたら幸せかがわからない私には答えが全く想像できず、大きな壁にぶち当たることになったわけです。

こうして、「自分の人生を生きていない」という、私が封印してきた問題の蓋が開いたわけです。

理不尽な状況でも、前向きさを失わなかった人

がん医療の臨床の現場2年目のときに出会った患者さんに、とても印象的だった方がいらっしゃいました。

みなさんは、がんという病気になることでどのようなつらさを体験するか、想像がつきますでしょうか。

ご自身や近しい家族が体験されればわかるかもしれませんが、そうでない人の場合、がん体験とは、「きっと想像しがたい大変な体験なんだろうな」など、漠然としたイメージになるかもしれません。

序章でもお話ししたように、がんに伴うストレスはとても多面的なもので、人に死を意識させ人生そのものを脅かすのみならず、今まで生きがいとしていた活動ができなくなるなど、それまで充実した日々を過ごしていた人も、人生の目的を一時的に見失ってしまうことがあります。

健康であることが当たり前だと思っていた30代の頃の自分にとって、がん体験と向き合うことの現実を知ったことは、大きな衝撃でした。

がん告知や再発告知を体験された方々の語りの中には、その現実に直面したショックと、怒り、悲しみ、絶望などの負の感情が溢れていました。その語りを聴きながら、この人たちはずっと絶望しながら、これからの時間を過ごさなければならないのだろうと想像しました。

私の役割は、そのような苦しみに寄り添うことでしたが、患者さんの絶望がずっと続くと思っていた私は、苦しみの語りを聴くことがとてもつらく、本当はそこから逃げ出したい気持ちでいっぱいでした。しかしそれが役割なのだからと自分を戒めて、なんとか患者さんのベッドサイドに足を運び続けました。

そうすると、(患者さんにもよりますが) 当時の私にとっては不思議なことが時々起こったのです。

不思議なこととは何かというと、第2章で書いたような患者さんの心境の変化です。もちろん病気になった苦しみは抱え続けていらっしゃるのですが、今まで以上に日々を大切にして生きようとされることです。

亡くなる前に感謝の気持ちに満たされている方がいらっしゃることに、最初はとても驚きました。

がん医療の現場での臨床をはじめて2年目のとき、とても印象的な方がいらっしやいました。

その方は私より少し若い20代の男性患者さんで口腔がんに罹られたのですが、手術をしたのにすぐに再発してしまいました。再発がわかったときは非常にショックを受け、「僕は何も悪いことをしていないのに、どうしてこんな目に合わなければいけないんだ」と、人生の理不尽さを感じ、怒りを露わにされていたそうです。

その後、口の中の腫瘍がどんどん大きくなって、なにも飲み込めない状況になりました。担当医より私に、若いのにがんの病状が進行してきっと気持ちもつらいだろうから、話を聴いてみてほしいと言われ、カウンセリングを担当することになりました。

カルテを見て、この状態でどんな心境なのだろう、もし私がこの状況だったら絶対に耐えられないだろう、そんな彼に私はなにか言葉をかけられるのだろうか、なにができるのだろうか。そう思いながら、恐る恐る彼のところに足を運んでいました。

しかし会ったときの彼の気持ちは前向きで、私にも「先生、会いに来てくれてありがとう」と笑顔で迎えてくれましたし、ご家族やケアを担当する看護師など周囲の人にも、いつも感謝の気持ちを伝えていました。ジュースをスポイトで飲み、「おいしい」と笑顔を見せたり、好きな小説を読んで感動したということを楽しそうに話していました。

当時の私には、彼がなぜ取り乱さずにいられるのか、周囲に気配りをし、笑顔を見せることができるのかが理解できませんでした。

厳しい病状でありながら、絶望しているわけではなく、周囲に感謝しながら、その瞬間、瞬間を前向きに生きようとしている。私が恐る恐る話しかけていたにもかかわらず、彼はいつも私をあたたかく迎えてくれました。

半年後、その方が亡くなられたとき、彼のお父様が涙ぐみながら、「あいつは一生懸命に生きましたよね、先生にもいろいろとお世話になりました」と声をかけてくださいました。お父様もつらい気持ちでいるにもかかわらず、私たち医療者に気を配ってくださったのです。

彼に関わっていた病院のスタッフはみな悲しみでいっぱいでしたが、「彼は最後まで頑張ったね」と、それぞれがいろんなことを感じていたことを思い出します。私の中には彼とお別れをしたという悲しみとともに、彼やご家族に対する尊敬の念が湧きました。時間が限られているし、病気によるさまざまな不都合がある。にもかかわらず彼には迷いがなかったように思われました。

あんなふうに確固としたありようで、前向きに生きられるのはどうしてなのだろうか。

そのときは、とても不思議な気持ちでしたが、「自分は、なんのために生きるのか」がわからなかった私に対して、きっとどこかに道筋はあるのだろう、という希望を与えてもらったように思います。

「人生は一回きりの旅である」

「死」を身近に感じる中で、自分なりの
「死生観」のようなものが芽生えてきました。

自分もやがて病気になるかもしれないし、先には必ず死が待ち受けているという強い感覚は、私にも恐怖、不安、悲しみ、絶望、怒りなどの感情をもたらしました。しかし、身近な死に日々さらされるようになって1年ぐらい経つと、少し私の感情は落ち着いていきました。

私の考えは、「そのうち修羅場を迎えるだろうが、まだきっと時間の猶予《ゆうよ》はある」というように変化しました。

この変化は、現実を少し棚上げしているだけなのかもしれませんが、恐怖などの負の感情と心理的な距離を取れるような感覚がありました。そうすると、少し冷静に自分の状況を見ることができるようになり、今度は「今、自分が健康ですごせていること」に感謝の念が湧いてきました。

今は健康だけど、その状況はいつか様変わりしてしまうだろう。少なくとも「今与えられている健康は永遠に続くものではない」と思うと、それまでの前提であった「明日も明後日も来月も1年後も当たり前のように人生は続く」という考えは崩れ、今日一日を過ごせることがありがたいことに思えてきたわけです。

そのころの私は「感謝」への思い入れが強くなりました。

たとえば、きっと将来、自分はベッドから動けなくなるだろうが、その頃の自分から今の自分を見たらとてもうらやましく思えるだろうし、時間を粗末にしたことを後悔するだろうと想像することもありました。

また、仕事が終わった後に職場の同僚と飲みに行ったときに、真顔で「そのうちこのおいしいビールののど越しが楽しめなくなる日が来るんだな。そう思うと本当に今日に感謝したいな」などと言ってみたりして、「おい、清水どうしたの?」と怪《け》訝《げん》な顔をされることもありました。

このころ、私の中に初めて死生観というものが芽生えました。

死生観とはその人が持つ生死に対する考え方のことを指し、自分にとっての死を見据えたうえで生きることを考えていく中でだんだん形作られて行きます。がんセンターでの仕事を始めるまでは「死」というものを考えてこなかったので、私の中に死生観はなかったのですが、自分が出会った患者さんの死と向き合う中で、否応なしに「死」を見据えざるを得なくなりました。

それでは、人は死をどう見据えるのでしょうか。

科学では、死んだら自分の魂はどうなるか、そもそも魂は存在するのか、ということに対する明確な答えは出せないので、人によって「私はこう考える」というあり方は様々です。また、こうでなければならないというものではありません。

死後の世界があるという人、自分がこの世にもう一度生まれ変わるという人もいますし、死んだらすべて終わりだと思う人もいます。

また、自分自身が生まれ変わることはないが、自分自身や自分が作ったものが大切な人の心の中で生きていくという意味で、自分自身が続いていくと考える人もいます。

当時の私が死をどう見据えるようになったかというと、「死んだらすべてが終わる」と思うようになりました。

毎日が楽しければ「死んだらすべてが終わる」でも良いのかもしれませんが、日々を虚しく感じていた私の場合は、このまま死んでしまったら「自分の人生は何にもいいことがなかった」で終わってしまうじゃないかと思ったのです。

そして、「すべてが終わる死が訪れるまでの生を、どう考えたら人生に意味を見出せるのだろう」という悩みが生じました。

そんなころ、テレビ番組を見ていた時に「人生は一回限りの旅である（※）」というフレーズがぐっと私の中に入って来ました。

何気ない言葉のようですが、思いつめていた私には、目から鱗が落ちるような感覚でした。

その時はっとしながら考えたことは、「なるほど、一回限りの旅か。この世に生まれ、せっかく一回だけの旅をする機会を与えられたのだから、いろんな人と出会い、様々な体験をして、豊かな旅にしないともったいないな」ということでした。

また、人生を終着点のある旅だと考えるならば、「死」は恐れの対象ではなく、「終着点」でしかないのです。

そして、「どうせ終わりが来るんだし、旅と捉えるのであれば、あまりくよくよと考えず思いっきりやればいいじゃないか」という開き直りのような感覚も芽生えました。

このような虚無主義的な当時の私の在り方には共感できない方もたくさんおられると思いますが、私にとっては、死を見据えることによる絶望、恐怖を通り抜け、人生を初めて肯定的にとらえることができた瞬間でした。

※　この言葉のルーツは定かでなく、松尾芭蕉の『奥の細道』や、小説家の吉川英治、歌人の若山牧水の言葉に似たような意味合いがあります。

今、自分にとって心地よいことをする

他人の評価に縛られず、自分の気持ちに正直に生きること。大切な人との時間を過ごすことを大切にしようと思うようになりました。

「人生は一回限りの旅である」という死生観ができて、私は徐々に窮屈さから自由になっていきました。

「今日一日はいつ失われるかわからないものである」ということを心のどこかに留めておきながら、ともすれば日常生活の中で埋没してしまう毎日の様々な出会いや機会を、大切にしようと思うようになりました。

そして、今日を大切に過ごすということは、今自分にとって心地よいことをするということでもあり、自分が何をしたいのか、ずっと押し込めていた自分の「want」と向き合うきっかけになりました。

しかし、ずっと私は「must」に縛られていたので、自分は何を欲しているのか、「want」の声を聴こうとしても、最初はなかなか聞こえてきませんでした。

「want」の声が十分に聴こえてこないときに、どちらに進んだらよいのか、私にとってしっかりとした道しるべとなったのは、がんを体験し、私よりもリアルに人生の期限と向き合っていた方々が出した答えです。

第1章に書いたように、100人の患者さんがいれば100通りの向き合い方があるわけですが、おおむね共通する要素がありました。

他人からの評価に縛られていてもあまり幸せにはなれず、それよりも自分の気持ちに素直に従って生きても良いこと、自分にとって大切だと思う人との時間を優先すること、いまここにある時間を十二分に味わうこと、などです。


実は、私は今の仕事を辞めて一時期休養をしようかと思っているときがありました。しかし、結果的には大きく環境は変えずに、自分の心構えを変えることでだいぶ気持ちが楽になり、今は日々におおむね満足することができています。

これから書くことは、自分の「want」の声を聴き、自分らしく生きることを選択するためのささやかなコツです。

私にとって良かったことがみなさんの役に立つか確信は持てませんが、少し参考にしていただけると幸いです。

一時期、私は頼まれた仕事を断れずに強迫的なまでに引き受けてしまい、完全な容量オーバーで仕事におぼれているような感覚で毎日を過ごしていました。明らかに作業効率も落ちていましたが、頼まれたらなかなか断れず、さらに自分を追い詰めるという悪循環になっていました。

今からするとどうしてそんなことをやっていたのだろうと思うような状況でしたが、当時は「そんなことではダメだ」、「期待にこたえ続けないと信頼を失ってしまう」という強烈な声が聴こえ、「休みたい」「もう無理だ」という自分の声をかき消していたのです。

当時の自分に言ってやりたいことは、「must」の自分に従って「want」を犠牲にすることは、相当重苦しいものを引き受けなければならないということです。

行きたくもない会合に誘われたときや、やりたくない仕事を頼まれたときに、「断ったらその後孤立するかもしれないぞ！」というもうひとりの自分が出てくるかもしれません。

ある仕事を仕上げているときに、「もっときちんとやらなければダメな人間だと思われてしまうぞ！」という声が聞こえてくるかもしれません。

もちろん、それらをすべて断ることは簡単ではないかもしれませんが、やりたくないことを引き受けることが積み重なれば人生を虚しくさせ、いきいきと生きるエネルギーを根こそぎ奪い、その結果としてうつ病にさえなってしまうリスクをはらんでいます。

そんな犠牲を払ってでも行く価値がある会合なのか、引き受けなければならない仕事なのだろうか、ということを、「must」の声に盲目的に従う前に、きちんと吟味してみたらよいと思います。

そして、徐々に「must」の声に反抗していったらいかがでしょうか。恐る恐る、ささやかなものからでよいのです。

私の初めての「must」の声へ反抗した実験は、行きたくないが断っても決定的なダメージにはならないような会合を断り、ささやかなやりたいこと、その時は心惹かれていたターシャ・テューダーという絵本作家の人生を描いた映画を見に行ったことです。ターシャが作りあげた美しい庭や絵本に触れて、私はとても癒されました。

その日寝るときにはどこかこころに充実感を感じ、「ああ、この方向でいいんだ」

と確信めいた感覚がありました。

そのあとは、「must」の自分へ反抗してもいいんだということに自信がもてたので、徐々に反抗を大胆にしていきました。

「心のままにいきあたりばったり」してみる

もがいている方は、
自分の悲しみや怒りの声に耳を傾けてみてください。
自分の心の声を大切にしてください。

もし自分が今、窮屈だと感じていたら、もがいている心の声に耳を傾けることも大切です。悲しい自分は何を失ったと感じているのか、怒っている自分はどんなことに理不尽さを感じているのか――。

負の感情を押し込めるだけで我慢していては、喜怒哀楽の感情すべてが凍り付いてしまい、いきいきと生きることから遠ざかってしまいます。

私自身も、ささやかな「must」の自分への反抗を開始した後、自分のあるがままの心をなるべく大切にするようにしてきました。

自分のあるがままの心が苦しんでいるからといって、会社を辞めるような大きな決断を衝動的にするようなことは、もちろん注意しなくてはいけません。

しかし、何かを判断するとき、「死」を意識しているか否かで答えが変わることは多々あるはずです。

あなたの心が「絶対にやりたい」と言っているものがあっても、うかうかしていると実現しないまま人生が終わってしまうかもしれないからです。締め切りを意識しないまま先延ばしをすることは、実はそのことが実現しないという結果に一歩一歩近づいていることを肝に銘じましょう。そして、着実に準備されたらよいでしょう。

もうひとつ、私の場合は小さなところから自分の「want」を聴く練習を始めました。たとえば、昼ご飯は病院内のコンビニで買って食べる機会が多いのですが、今までは「うどんだったら手っ取り早く食べられるぞ」とか、「かつ丼はカロリーが高いな」などと考えながら、選んでいました。

しかし、そういうような合理的な計算からちょっと距離を置いて、胸に手を当てながら「自分は今どんなものを食べたいと感じているんだろう」ということだけに集中してお店の棚を眺めます。そうすると、自然と食べたいものに手が伸びていきました。

理屈ではなくて、食べたいと思ったものを食べることで、少しだけ心は満足するように思います。そのほか、借りる映画のタイトルを決めずにレンタルショップに行って棚をながめ、心が動いたものを借りてみる、書店をぶらぶらして心がワクワクと反応した本を買ってみる、などもあります。結果的に買わなくてもかまいません。

心のおもむくままにいきあたりばったり、ということがとても良いと思います。目的や時間の制限を決めず、自分の心がどこにワクワクするのか、「want」の声を聴くことを意識することが大切なのです。

※「want」の自分と「must」の自分という考え方や、「want」の声を聴くための工夫は、精神科医の泉谷閑示氏の考えを大いに参考にさせていただきました。
参考文献：『「普通がいい」という病』（泉谷閑示著、講談社現代新書）

第5章

死を見つめることは、どう生きるかを見つめること

死をないものとしてしまう世界はいつか破綻する

「人生には期限があり、いつ自分も病気になるかわからない」という考え方は、等身大の人間への認識です。

「私ね、病気で死んでしまうかもしれない、って言われたのだけれど、ちょっと話を聴いてくれない」

もし、家族や友人から、こんな風に相談されたら、とっさにあなたは何と答えるでしょう。

「死ぬなんて、そんな縁起でもないこと言っちゃダメだよ。弱気にならないで。きっと大丈夫だから……」

もしかすると、そんな風に答えてしまうのではないでしょうか。

また、もしあなたご自身が大きな病気を体験していたら、ほんとうはそのように相談したくても、相手が困ってしまうのではないかと遠慮してしまうような経験はありませんか。

第4章までは、死について考えることが、人生を深く生きることにつながるとお伝えしてきました。しかし、死についてきちんと語り合おうとしてもそれがなかなか難しい。

「死」については考えないようにしよう、という風潮が現代にはあると思います。

「はじめに」でも少し述べましたが、たとえば最近は人生１００年時代と言われます。そうすると高齢者の入り口と定義されている65歳もまだまだ通過地点であり、「どうやって長い老年期を生きようか」ということをまず考える方も多いでしょう。

このこと自体はとても良いことだと思いますが、その一方で、人生１００年時代という言葉には、「死」について考えることは後回しにしようという思惑が透けて見えます。

また、アンチエイジング（＝不老）という考えがあります。元気で若々しく生きようということは結構ですが、このなかには非現実的な不老不死を求める人間の志向性が如実に表れています。

私が携わっている医療の世界も、死を遠ざける方向で発展してきました。

昔はかかりつけの医師に往診してもらい、最後は家で看取られて亡くなることが当たり前だった時代がありました。子供たちも、祖父母が衰弱して亡くなって行く姿を目の当たりにするので、「死」に関するイメージを明確に持っていたはずです。

しかし、いつの間にか死は病院で迎えるものとなり、亡くなった方は、「他の患者さんの目に触れないように」という配慮のもと、正面玄関ではなく、裏口から見送られます。このように、誰にとっても日々の延長にあるはずの死が、日常から隔離されるようになりました。

医療の第一の目的は健康を保つことですから、救命や延命に重きを置くのは当然です。でもその一方で、すべての人を救うことはできないのですから、患者が亡くなることを避けることはできません。

にもかかわらず、医学教育の中では、「患者をどう看取るか」「患者の死とどう向き合うか」について教えられる機会は圧倒的に少ないのです。以前、私も指導医から、「最後まで絶対あきらめるな！　患者が亡くなることは医療の敗北だ」と教えられたことがあります。

医師は患者を生かすために頑張る方法はよく知っていますが、死を迎える患者にどう接していいかについては十分に教育を受けず、戸惑うことも少なくありません。その結果、チューブ類にたくさんつながれながら無理やり命を長らえるなど、当人が望まない形の延命治療が実施されることもあるわけです。

このように「死」をなるべく考えないようにする在り方は、現代社会のひとつの病理だと思います。

なぜなら、「人間には限界があり、いずれ死を迎える」と知っていることが、非常に重要な意味を持つからです。死を意識しない世界はどこかで破綻してしまいます。その人が若々しく生き続け、突然ぽっくり死ぬことができれば、老いや死に関する問題を意識せずに済むかもしれませんが、ほとんどの人がどこかの時点で問題に直面します。

それまで、「アンチエイジング」のモードで生きていた人は、病気になったとき、健康の喪失と向き合うすべを知らないので当惑し、心構えについていろはから始めなければならないのです。

「人生には期限があり、いつ自分も病気になるかわからない」という考え方は、等身大の人間への認識です。この言葉に最初は暗い影を感じるかもしれませんが、向き合ううちにこの言葉の光の部分が見えてきます。

「死を見つめることは、どう生きるかを見つめることだと気づきました」というのは多くの患者さんがおっしゃる言葉ですが、有限を意識することは、「大切な今を無駄にしないで生きよう」という心構えにつながり、人生を豊かにします。

しかし現代は、無意識のうちに不老不死を求め、そのような必要な覚悟をすることを避けて生きている人のほうが多いような気がしてなりません。

「人間は死んだらどうなるのか」という問いにどう答えるか

「死をないものにする」という考えは、「死」が間近になったときにはあまり役に立ちません。

なぜこのように「死」は現代社会の中で避けられ、隠されてしまうようになったのでしょうか。

私はその理由について、次のように考えています。

人間は動物としての生存本能を持っているので、自らの死を予感させるものには強い恐怖を感じるようにできています。

例えば高所に立つとか、どう猛な動物に遭遇するとか、ピストルを突きつけられるとか、そんなときは強い恐怖感に襲われ、動悸《どうき》や震えが起こるなど、心も体も強い反応を起こします。

一方で人間がほかの動物と明らかに異なるところは、「未来を予測できる」というところです。

死に対する恐怖を持ちつつも、自らの人生には限りがあり、いつか必ず死がやってくることを知っています。これは、人間が進化したために生じた葛藤とも考えられます。

死を恐れつつも、そのことが避けられないという葛藤に対して、人はどうやって向き合ってきたのでしょうか。

時代をさかのぼって中世の頃では、多くの人が「死」について具体的なイメージを持っていました。

というのは、人は宗教を信仰し、その中で死後の世界が説明されていたからです。「死んだあとに来世がある」、「良い行いをすれば極楽浄土に行くことができる」というような世界観を多くの人が信じていたのでしょう。

一方、現代社会では宗教を信仰する人の割合が相対的に低くなり、科学をベースにものを考えるようになりました。

しかし科学は「人間は死んだらどうなるのか」という問いに対しては納得がいく説明をすることができないので、「死」については謎が残ってしまいます。

そうすると現代人はどうするのか。もっとも手っ取り早い方法として、説明ができない「死」については「考えることを避ける」という方法を、多くの人がとるようになったのです。

しかし、「死について考えないようにする」というやり方は、死の恐怖へ用いる対応の第一段階です。

表面的な応急処置のような方法なので、それほど死の問題に直面していないときにのみ有効で、「死」について頻繁に考えざるを得なくなる状況になるとあまり役に立たなくなります。

がんなどの命に係わる病気に罹患したり、大切な人が亡くなったりする経験があると、「死」の問題と直面せざるを得なくなり、表面的な対応から次の段階の対応に進みます。

そして、「死」という問題ときちんと向き合って考えるようになるのです。

正面から「死」についてきちんと考えるようになると、それまでの忌み嫌われるような恐ろしいイメージが変わっていきます。

亡くなった樹木希林《ききききりん》さんの「死というのは悪いことではない」という生前の言葉が話題を呼びましたが、それは「死」と向き合った人にとってのひとつの真実だと思います。

「死」に向き合う際に、何を考える必要があるのかについては過去の心理学領域の研究である程度明らかにされております。

私はこれらをもとに、死にまつわる問題を3つに分類すると整理しやすいと思っています（左ページ表参照）。

そして、この3種類の問題は、それぞれ対処の仕方があるのです。

漠然としたままにすると得体のしれない不安や恐怖を感じますが、死にまつわる問題をきちんと考えていく中で、次第に恐怖の形は変わっていき、様々な備えができることがわかっていきます。

人が「死」を恐れるのは何故か？

1．死に至るまでの過程に対する恐怖

— 最後はどんなふうに苦しむのだろうか
— がんによる痛みはつらいのだろうか

2．自分がいなくなることによって生じる現実的な問題

— まだ子供が小さいので子供の将来のことが心配
— 高齢の両親が悲しむし、その世話はどうするのか？
— 今取り組んでいるライフワークが未完

3．自分が消滅するという恐怖

— 死後の世界は？
— 自分が消滅するってどういうこと？

死に至るまでの苦しみへの対策はある

緩和医療などが進み、
がんの闘病は昔ほど壮絶なものではなくなってきています。

1番目の「死に至るまでの過程に対する恐怖」は、「がんは進行すると痛いとか言われているけれど、死ぬまでにどんな苦しみが待っているのだろうか」という、肉体的苦痛に対する懸念のことです。

がんなどの病気に罹患した方の多くがこのことを心配されます。

がんの場合、確かに以前は「壮絶な闘病生活が待っている」というイメージを強調するような報道、小説、映画などの作品が多くありましたので、一般の方が心配されるのも無理もないことだと思います。

しかし、近年は状況がだいぶ変わってきた印象があります。

例えば私は病棟を毎日回診で訪れますが、患者さんとご家族が和やかに談笑されている姿にあちらこちらで出会います。看護師や医師など医療者もにこやかで、病棟の雰囲気に重苦しい印象はありません。

もちろん、中には様々な苦しみを抱えておられて精神的に追い詰められている方もいらっしゃるかもしれませんが、医療の現場を見ていただくと、「壮絶な闘病生活」という印象とはだいぶ異なることを実感していただけると思います。

では、死に至るまでの苦しみとは、実際にはどのようなものなのでしょうか。

例えば、国立がん研究センターが一般の方向けに作成している『がん情報サービス』（※）というウェブサイトの中には、がんの療養と緩和ケアに関する項目があり、がんに伴う体の痛みの多くは、鎮痛薬を適切に使うことで癒すことができること、現在は苦痛をやわらげるための技術（緩和医療）が進歩していて様々なサポートが得られることが具体的に書かれています。

そして、近年は緩和医療の対象が拡がり、がん以外の疾患でも体のつらさを和らげる治療を受けられるようになる動きがあります。

何も知識がないと、頭は悲観的な想像をいくらでも考え出すので心配になりますが、実際にどのように苦痛を和らげることができるのか、正しい知識を得ることは安心につながると思います。

重い病に罹患した時の心構えとして、「最善を期待し、最悪に備えよ（Hope for the best. Prepare for the worst.）」という言葉があります。近年、医学は進歩し、例えばがんの領域ですと、質《たち》が悪いと言われた肺がんの治療成績が飛躍的に改善していたりしますので、「まだまだ自分の治療はうまくいくはずだ」と期待することは当然だと思います。

一方で、病状が進行する可能性にもきちんと保険をかけておくという意味で、苦しい症状をきちんと取り除いてくれるような緩和医療へのアクセスを確保しておき、療養できる場所の準備（現在は在宅ですごすための医療・介護サービスも以前に比べて充実してきています）をしておけば、「死に至るまでの過程に対する恐怖」に対処することもできるでしょう。

※『がん情報サービス』：http://ganjoho.jp/public/index.html

先送りしていた人生の課題を解決する

自分が死ぬことで起こる現実的な問題に向き合うことで、家族関係やずっと気になっていたことなど、人生の課題に向き合うことになります。

2番目の「自分がいなくなることによって生じる現実的な問題」はどういうことかというと、「自分が死ぬと家族が経済的に困るのではないか」「仕事を完成しないままに死ぬときがやってきてしまうがどうしようか」など、様々な社会的な問題に関することです。

このような問題については、家族や職場の信頼できる人と相談しながら準備する必要があります。

中には、悔しくてしょうがないけれど、どうしてもあきらめなければならないこともあるでしょう。

しかし、この問題と直面することは、必ずしも負の側面だけではなくて、その人が先送りにしていた課題に取り組むようになるという正の側面もあります。

たとえば、過去仲たがいしていてその後連絡を絶っていた家族や友人との和解に取り組むなど、長年心に刺さっていたとげを、やっと抜こうとする方もいらっしゃいます。

先日、ある卵巣がん末期の患者さん（荒井真由美さん）のベッドサイドにお邪魔しました。それまではあまりご自身のことを語りたがられず、「少し無理に明るく振る舞っていらっしゃるなあ」という印象を私は持っておりました。

多くの場合、荒井さんとは何気ない世間話をして、面談を終えることが多かったのですが、その日は少し深刻そうな表情をされていました。

いつもと様子が違ったので、「どうされたんですか？」と尋ねると、「実は心にひっかかっていることがあるんです」とおっしゃり、次のようなことを話しだされました。「私には50歳の夫との間に、12歳の長男と8歳の次男がいるんです。次男は不妊治療の結果生まれた子で、ダウン症候群がありました。私はずっと『2人目の子供を望んだのは私のわがままだったのではないか？』という思いが拭い去れないんです。なので、次男は将来にわたって自分が世話をしてあげなければならないと思っていました。しかし、自分はがんになってしまい、次男の世話をすることはかなわなそうです。兄には重荷を背負わせ、弟はいばらの道を歩むことになってしまいました」と、最後は涙ぐみながら語られました。

不妊治療を始めたときのことを、私がさらに尋ねると、当時親しく付き合っていた家族には仲の良いきょうだいがいて、長男もひとりでは寂しいだろうからという思いもあったとのことでした。

そこで夫婦で話し合って、いろいろと悩んだ結果不妊治療を始めたという、当時の事情を詳しく語ってくれました。

私は荒井さんに、「不妊治療に通っておられる方は、みなさん様々な想いを持って治療を受けておられますよね。きょうだいを作ってあげようと、不妊治療を始める母親というのは、身勝手なのでしょうか」と尋ねました。

荒井さんは涙を浮かべ、「先生の言うことはわかります。それでも、自分を責めてしまうんです」とおっしゃいました。

私は荒井さんの気持ちに思いを馳せながら、「それで、お2人のお子さんはお母さんの病気のことをどう思われているのですか」と尋ねました。

荒井さんの答えは、「自分のやせた姿を子供に見せたらびっくりするのではないかと思い、最近は病院に来させていないんです」とのことだったので、「このままお子さんたちとは会わないつもりなのですか？」と尋ねると、少し考え込んでおられるようでした。

夫婦でお子さんのことを相談されたのか、その後しばらくして旦那さんが2人の子供を連れて荒井さんの面会にいらっしゃいました。

病室を訪れた子供たちは、兄はそれとなく弟を気遣い、弟は兄を頼りにしている様子で、荒井さんは「この子たちも成長したな……」と感じながら、やせた体で2人を抱きしめたそうです。

そのときに2人の男の子は母親との別れを悟ったのか、いつになく激しく泣きました。また、帰り道には何度も何度も病院のほうを振り返っていたとのことでした。

その後何日かして私が荒井さんのベッドサイドにうかがったとき、こんなことを語られました。

「あの子たち、これからつらいこともあるでしょうけど、彼らなりに生きていくでしょう。私は彼らが弱いと思い込んでいましたが、それは勘違いでした」と。

どういうわけで荒井さんの心境が変わられたのか、私にはうまく説明できないところもあります。

しかし、長年できなかった2つのこと、つまり、子供たちを信じることと、自分を許すことに、荒井さんは亡くなられる前に取り組んだのです。

「魂の死」を
自分の世界観に位置づける

「死」をどうとらえるかは人によって違います。
がんを知っている医療者には、
「がんという死に方は悪くない」と語る方もいらっしゃいます。

3番目の「自分が消滅するという恐怖」については、魂の死と言ったりします。死んだら自分の存在は消滅するのか。消滅したら感覚もないと思いますが、それってどんな感じなのか、死んだ人から話を聴くことはできないし、そうなったら恐くないのか、と考えてしまうかもしれません。

アメリカの精神科医であるアーヴィン・D・ヤーロムは、「死んだ後の自分のことを心配するのならば、なんで生まれてくる前の自分のことを心配しないんだ？」ということを言っています。

確かに、生まれてくる前の苦しみは少なくとも今は意識されませんから、死んだ後のことも心配しなくてもよいということかもしれません。

死んだら自分の存在が無になると思っている方だけではなく、おぼろげなイメージも含め、死後の世界が存在するという感覚を持っていらっしゃる方がいらっしゃいます。

例えば先日、ある年配の女性が死後の世界のイメージについて語っておられました。「この前、夢にお父さん（夫）が出てきたんです。あの世に行ったらお父さん

（夫）に会える」という話をされました。

それに対して私は「お父さんに会えることを楽しみにされているのですね。どんな方だったのですか」という風に話を続けたら、とてもうれしそうに思い出を語ってくださり、表情が和らいでいかれました。

また、死後の世界は存在しないという考えを持っていて、死を恐れる方もいらっしゃいます。

私自身も最初はそのことをどう考えたらよいのか戸惑っていましたが、「死は、人生という私に与えられた一回きりの旅の終着点」と考えるようにしてから、「死」を自分の世界観の中に位置づけることができるようになりました。

また、がんで亡くなられた宗教学者の岸本英夫さんは、死を「大切な人たちとの大きな別れ」ととらえ、良い別れをするために相応の準備をすることで、心が穏やかになると言っています。

旅の終着点、大きな別れ、いずれの考え方も、一度だけの人生を一生懸命生きて、死に備えるという姿勢につながっていくと思います。

死を恐れる人は「ぽっくり逝く」ことを望みますが、死にまつわる様々な課題に対して取り組むことができるとわかれば、多くの人は「ぽっくり逝く」のではなく、死という人生のフィナーレのために、きちんと準備をする時間があることを望みます。

頭頸部がんの名医である海老原敏先生が、「がんという死に方は悪くない」と語っておられましたが、がんを知っている医療者の多くはそう捉えていると思います。

他にも、死後の世界が存在しないとしても、自分の思いは大切な人の心の中に宿っていることを意識し、自分の存在は形を変えて生き続けるととらえられ、「自分が消滅するという恐怖」が和らぐとおっしゃる方もいらっしゃいます。

65歳で大腸がん末期の男性の方は、最近生まれ故郷の景色がとっても懐かしく思い出されるという話をされました。

祖父母は自分をいつも甘やかしてくれて、近所のスーパーでお菓子をたくさん買ってもらったこと。

親せきのやさしいおじさんは子供がいなかったからか自分を息子のようにかわいがってくれて、いつもドライブに連れて行ってくれたこと。

真夏のネギ畑の強烈なにおいの中を両親に手をつながれて銭湯に行ったこと。

幼馴染みといっしょにワクワクしながら浜辺で花火を見た記憶。

お正月に親せきが集まって、にぎやかな中で楽しく遊んだこと。

エピソードひとつひとつがとてもあたたかく、何度振り返っても、そのたびに気持ちが満たされていったそうです。

そして、いろんな人が自分を愛してくれたこと、その人たちが居てくれたからこそ、自分の人生が豊かだったことに感謝の気持ちでいっぱいになったそうです。

そして次のようにおっしゃいました。

「自分もいろんな人生の中で登場人物になっているんだろうな。チョイ役かもしれないし、時には重要な役割だったかもしれない。人間だから人を傷つけてしまったこともあっただろう。

そういう具合に、自分もいろんな人の気持ちの中で生きていて、僕のことを覚えてくれている人が、また誰かの心の中に生きる。

大切な人たちの想いを僕が受けて、次の人にそれを手渡している。そう考えると、自分はちゃんと命をつなぐ役割を果たしたような気がするんだ」と。

「普通の日の連続」が幸せ

一年後自分が病床に伏していると仮定したら、一年後の自分が今の自分を振り返る際に、今の生き方を後悔しませんか。

ここまでの話をふまえると、「死」を考えておくことは誰にとっても大切なことであることがわかっていただけたと思います。

来るべき時の心の準備ができるし、限りある生を意識することが毎日を一生懸命生きるということにつながるからです。多くの人は「死」について考えないようにしているのでしょうが、「ぽっくり逝く」場合は別として、そのやり方はいつかは破綻してしまうでしょう。

そういうわけで私は、自分の死というものを普段から積極的に考えるようにしています。どうするかは人それぞれでしょうが、私のやり方を参考までにご紹介しておきます。

私は学生時代に自動車の無謀運転で、一歩間違えれば死んでしまっていたようなことが実際にありました。思い出すだけでも身の毛がよだつような記憶なのですが、でもその時のことが頭に浮かんだときはしばしその記憶と向き合い、私もあそこで死んでいたのかもしれないな、などと考えるようにしています。

そうすると、心が凍り付いてしまう記憶が去って行った後に、今生きていること、時間が与えられていることをしみじみと感じ、あたたかい感覚に包まれます。

みなさんの体験の中でも、「もしあのときこうだったら命に関わっていたかもしれないな」というものがあれば、その記憶を大切にしてください。最初はつらいかもしれませんが、私のように、味わってみるのもひとつの方法でしょう。


ＮＰＯ法人がんノート代表理事、岸田徹さんのお話もぜひご紹介したいと思います。保険会社アフラックのＣＭにアイドルグループ嵐の櫻井翔《さくらいしょう》さんと出演されていたことがあり、爽やかな笑顔を覚えておられる方も多いのではないでしょうか。

岸田さんは、社会人２年目の25歳のときに、胚細胞腫瘍と診断されます。しかも全身にがんがあることがわかりました。

「全身転移となると、これはやばいかと思いましたが、先生から『五分五分』と言われたので、これだけ転移していて50％なら、まだなんとかなるかなぁと。正直、余命宣告されるくらいの覚悟でいたので、ああ、５割も生きられるんだというのが希望になりました」とそのときのことを振り返っておられました。

そんな楽観的な岸田さんも、いったん治ったと思ったがんが再発したことがわかった時は自分でもコントロールできない感情になったそうです。

「再発したときは、リアルに死にたくないと思いました。振り返ると1回目の時は現実味がなく、ポジティブなようでも、実際には他人事に見るということでしか整理できていなかったのだと思います。ちょうど、がんノートや広報活動もやり始めた矢先だったので、道半ばで死ぬのは絶対嫌だと。そんなときに、自分を支えてくれたのは、先輩が教えてくれた『THINK BIG（大きく考えろ）』でした。徹の10年後にはメッセージがあふれてる。頑張れ。人生で起こることすべてに意味がある、って伝えてくれたんです」

そして、現在は次のように考えておられるそうです。

「幸いその後の治療が成功し、今、生き延びた自分はやりたいことをやる人生を大事にしたいと思うようになりました。一日一生。一日一日を大切に過ごしたい。今を生きなければ意味ないと強く思います。病気になるまでは、いろんな人に気を遣っていた人生だったなと。死ぬ時はひとりだと知っていると、周りを気にしていた自分って何なんだって心底思うんです。今起きていることはただの『普通』ではない。『普通』の連続が『幸せ』なんです」

可能性は高くないかもしれないけれど、それでも、「岸田さんが体験されたような大変なことは、自分にも起きうるのだ」という感覚を、あえて頭の片隅に持っておくことも大切です。

もし一年後に自分が病床に伏していると仮定したら、一年後の自分が今の自分を振り返る際に、今の自分をうらやみ、あれもしておけばよかった、これもしておけばよかったと後悔するかもしれません。

私の場合はあえてそう考えるようにします。

「今日一日をこの様にすごせることは当たり前ではない」ということを意識することは、「今、ここにある自分」を大切に生きることにつながるでしょう。

おわりに――「死」を意識して初めて生きることの「光」に気づく

本書を最後まで読んでいただき、ありがとうございます。皆さんはどんな風にこの本の内容を受け取られたでしょうか。整理の意味で、私がお伝えしようとした意図を以下のようにあとがきとしてまとめたいと思います。

「死」は現代では不吉なことと捉えられがちですが、「死」を意識して初めて、生きることの光を感じるという側面もあります。人生の期限を意識することは、日々を粗末にせずに自分らしい生き方にシフトするための大きな動機付けになるのです。ですので、本書には「もしも一年後、この世にいないとしたら」というタイトルをつけることにいたしました。

しかしながら、「死」を意識するだけでは、自分らしい生き方をどうしたら実現できるのかわかりません。下手をすれば焦りだけが募ってしまいますが、幸いいろいろな手掛かりはあります。まず、自分らしく生きている感覚がない方、「must」の自分に「want」の自分が縛られて息が詰っているような感覚がある方は、主従関係を逆転させ、「want」の声を聴こうとする必要があるでしょう。

自分の「want」についていままで十分に考えてこなかった方は、そのかすかな声が何を言おうとしているのか、にわかにはわかりません。手掛かりのないままに模索することは、大変な作業です。しかし、「want」の在り方にはある程度共通項があり、がんを体験した人が自らの「want」について考え抜いたのちの言葉や生き方には、大いなるヒントがたくさんあるのです。

以上の私の意図と、みなさまのとらえ方は異なるかもしれませんが、本書が人生を豊かに生きるためのヒントに少しでもなったのであればこれほどうれしいことはありません。

この本が世に出ることになるまでには、実はひとつの物語があり、3人の大切な登場人物がいます。

物語の発端は、2015年に肺がんを体験し、今まで体験したことのなかったほどの激しいこころの苦しみについて、私のカウンセリングを受けられた千賀泰幸さんです。千賀さんは、自分の体験を本にすることは、同じような体験をした多くの人の役に立つはずだと考えられました。その持ち前の行動力と、千賀さんに共感する多くの人の輪を原動力に、その想いをあっという間に現実的な計画に落とし込んでいかれます。そして、紆余曲折を経て千賀さんの友人で作家である稲垣麻由美さんが、7人の方と私の対話の記録を『人生でほんとうに大切なこと　がん専門の精神科医・清水研と患者たちの対話』（KADOKAWA）という書籍にまとめてくださったのです。そして、『人生でほんとうに大切なこと』を読んで心を動かされ、私に「生きることの意味について考えるような本を出しましょう」というお手紙をくださったのが、本書の編集者である野本有莉さんです。

私自身はがんセンターでの経験のなかで「死と向き合った人の語り」に衝撃を受け、そこには何か普遍的な意味を持つような大いなる力があるということを直感的に感じました。その体験は、患者さんの語りを聴き続けるとともに、レジリエンス、心的外傷後成長など、様々な心理学の概念を紐解《ひも》くことに私を向かわせました。だんだんと語りの意味が私なりに理解されて、ぜひこのことを多くの人に共有していただきたいと思っていたところに、野本さんからの手紙が私に届いたのです。期せずしてこの機会をいただいたことは、大いなる喜びでした。

というわけで、『人生でほんとうに大切なこと』は、本書の母親のような存在であります。千賀さん、稲垣さん、野本さん、そして『人生でほんとうに大切なこと』に関わってくださった多くの方へ、この場をお借りしてこころよりの感謝を申し上げたいと思います。

また、泉谷閑示先生には、私自身が「must」の自分から自由になる方法をたくさん教えていただき、その書籍から多くの考えを参考にさせていただきました。白波瀬丈一郎先生には、大切なものを失ったときのこころの在り方（対象喪失）について様々なご助言をいただきました。泉谷先生、白波瀬先生のお力添えがあり、本書の大切な部分が出来上がりました。

最後に、私のクライアントであるがん体験者のみなさまにも、感謝してもしきれません。ご自身の体験を本にすることを快く承諾してくださった方も多くいらっしゃいました。おひとりおひとりとの出会いが、私の財産となっております。

二〇一九年八月

清水　研

【著者紹介】

清水研（しみず けん）

1971年生まれ。精神科医・医学博士。
金沢大学卒業後、都立荏原病院での内科研修、国立精神・神経センター武蔵病院、都立豊島病院での一般精神科研修を経て、2003年、国立がんセンター東病院精神腫瘍科レジデント。以降一貫してがん患者およびその家族の診療を担当している。2006年、国立がんセンター（現：国立がん研究センター）中央病院精神腫瘍科勤務となる。現在、同病院精神腫瘍科長。日本総合病院精神医学会専門医・指導医。日本精神神経学会専門医・指導医。日本サイコオンコロジー学会登録精神腫瘍医。

もしも一年後、この世にいないとしたら。

2019年10月16日　第1刷発行
2019年12月16日　第4刷発行

著者	清水研
構成	稲垣麻由美
装丁	吉田考宏
イラスト	大庫真理
本文デザイン	小木曽杏子
本文組版	株式会社キャップス
編集	野本有莉
発行者	山本周嗣
発行所	株式会社文響社
	〒105-0001　東京都港区虎ノ門２丁目２－５
	共同通信会館９F
	ホームページ　http://bunkyosha.com
	お問い合わせ　info@bunkyosha.com
印刷・製本	中央精版印刷株式会社

ISBNコード：978-4-86651-146-7 Printed in Japan